沈绍功临证经验辑要

（第二版）

主审　沈绍功

主编　韩学杰　沈　宁　连智华

全国百佳图书出版单位

中国中医药出版社

·北　京·

图书在版编目（CIP）数据

沈绍功临证经验辑要/韩学杰，沈宁，连智华主编．—
2 版．—— 北京：中国中医药出版社，2024.8． —— ISBN
978－7－5132－8853－8

Ⅰ．R249．7

中国国家版本馆 CIP 数据核字第 2024F5U441 号

中国中医药出版社出版

北京经济技术开发区科创十三街 31 号院二区 8 号楼
邮政编码　100176
传真　010－64405721
北京盛通印刷股份有限公司印刷
各地新华书店经销

开本 710×1000　1/16　印张 12　字数 215 千字
2024 年 8 月第 2 版　2024 年 8 月第 1 次印刷
书号　ISBN 978－7－5132－8853－8

定价　59.00 元
网址　www.cptcm.com

服 务 热 线　010－64405510
购 书 热 线　010－89535836
维 权 打 假　010－64405753

微信服务号　zgzyycbs
微商城网址　https://kdt.im/LIdUGr
官 方 微 博　http://e.weibo.com/cptcm
天猫旗舰店网址　https://zgzyycbs.tmall.com

如有印装质量问题请与本社出版部联系（010－64405510）

《沈绍功临证经验辑要》编委会

▌二版说明

《沈绍功临证经验辑要》一书（以下简称本书）自2020年出版以来，受到广大读者欢迎，出版社为满足读者需求，重印数次，累计已发行17000册。随着沈氏女科学术流派影响力的不断扩大，对沈绍功教授学术思想及临证经验感兴趣的同道越来越多。为适应广大读者的实际需要，也为了全面提高本书的质量，我们趁此机会对全书进行了一次修订。现对修订做如下说明。

1. 本书中所有方剂均经过沈氏女科化裁，虽提到了方名与出处，但其组成与原方并非完全一致，这点我们已做补充说明。

2. 除了订正原书的疏漏之外，我们还重新设计了本书的封面，以更好地与沈氏女科系列书籍相呼应。

3. 根据修订期间的贡献度进行了编委人员的调整。

本书作为沈绍功教授讲座内容的整理，实则是其毕生学术思想的精华。由沈绍功教授学术继承人韩学杰、沈宁，弟子连智华主持编著与修订。我们本着对读者负责和精益求精的精神，对原书通篇进行字斟句酌的思考、研究，力求消除瑕疵和错误。但由于水平所限，书中错漏之处难免，敬请读者提出宝贵意见，以便再版时修订提高。同时借此机会，向广大读者和给予我们关心、鼓励和帮助的同行、专家学者致以由衷的感谢。

本书编委会

2024 年 6 月

序一

自 20 世纪 80 年代初叶起，我与沈绍功学长多有交往。沈学长为中医学科与学术建设贡献颇丰，先是辅佐焦树德与路志正，出任中华中医药学会心病专业委员会秘书长，后继任该二级学会主任委员。沈学长既重视临床实践又拓新基础理论研究，尤其是与我共同组织协调中医药标准化研究，于行业开创了良好的局面。沈学长一生也曾遭遇坎坷但对事业矢志不渝朝向光明；沈学长敢担当，法儒学，常知足，顺自然。后虽年迈但勇于面对疾病而坚守明医之德，求和善以治身治心并重。沈学长确是我心中敬仰的中医学家、中医临床家、中医教育家，让吾辈互相勉励将其做人治学之道传于后学。

21 世纪，科学与人文的融合已成为时代的主题，健康理念正面临着重大变革。以还原论为主体的西医学正在从诊治"人的病"向关怀"病的人"转变。健康不仅是医学问题，更是社会问题。医学研究不仅要满足各类人群的不同医疗需求和获得实在的疗效，更要提高生活满意度与生存幸福感。循证医学提出的在取得充分证据的基础上形成科学诊疗方案，值得中医借鉴，但也有一定的局限性。晚近叙事医学兴起，重视情绪情感、认知心理的观察与化解，让医生与患者逐渐成为道德的共同体。现在中国医疗卫生体制改革已进入深水区，实现健康促进与医疗活动中的道德至关重要。人性的升华将医德理解为对医生单方面的品格塑造和职务奉献是片面的，其实应把医患关系从"道德异乡人"过渡到"道德共同体"。这是一个进步的历程，是和谐之旅，也是患者与医生共同成长的过程。

中医药学是根植于中华民族优秀文化沃土之中的整体医学，是我国人民数千年来与疾病做斗争的实践经验总结。中医药学的原创思维、原创成就与原创优势及整体思维模式、多维恒动的关系本体认识论有其存在和发展的广阔天地。为此，中医药学科建设要弘扬我主人随的理念，重视传承和在传承基础上的创新。

沈绍功学长行医 50 余年，坚持"一切服务群众，一切为了临床"，强调"疗效是硬道理，辨证要准，论治应活"。他祖传师授，幼承家学，又勤于思考，刻苦钻研，勇于开拓创新，毫无保留地将沈氏女科的精髓推广应用，是卓有建树的著名中医临床大家。今其弟子将其治学与临证思路以讲稿的形式，编纂著述，实为后辈学人之幸事。本书是涉及中医学全科诊治的基础与临床著作，不仅有临床辨证、遣方用药的经验与技巧，更有诸多理论创新，其中强调辨证重视舌诊，创单元组合辨证分类法，深化临床诊治思维，总结临证巧治方法，诚为提高临床疗效的佳作。近闻《沈绍功临证经验辑要》将出版面世，甚感欣慰，庆梨枣之寿世，谨志数语爰之为序。

中国工程院院士
中央文史馆馆员 　王永炎
中国中医科学院名誉院长

甲午仲夏

序二

　　学术流派的传承在中医药长期发展中独具特色和优势。很多新学说、新治验的诞生都伴随着不同学术观点的碰撞，众多学术流派及医家的质疑和争鸣亦时有涌现。2013 年 1 月，国家中医药管理局公布第一批 64 家全国中医学术流派传承工作室建设单位，沈氏女科名列其中。沈绍功教授为沈氏女科第 19 代传人，秉承 650 余年的家学，继承中不断创新，在临床 50 余年的基础上，充分发展了沈氏女科的优势，使沈氏女科不只是局限于妇科病，并能拓展至临床各科。本人与沈绍功教授共事 50 余年，深知他学验丰富，辨证精要，论治规范。难能可贵的是，他疏方灵变，多有圆机活法；经治病证，效验卓著，深为同道和广大患者所赞佩。

　　沈绍功教授毕生为医，勤勉笃学。他在深研沈氏女科的基础上，重视传承创新，博采诸家之长。其为人爽朗豁达，力求以"仁心仁术"处人处事，这是众口交誉的。

　　欣闻沈绍功教授的弟子们将其临证讲稿整理纂辑，汇编成《沈绍功临证经验辑要》一书，其学术继承人韩学杰与沈绍功教授的哲嗣沈宁贤侄等光临我的办公室邀请撰序，翻阅后受益良多。其中如"95 味妙药"和"52 首奇方"等皆为沈绍功教授多年诊疗经验总结所得，有助于中医临床后学快速提高临床疗效；"38 种巧治"与"全科治要"充分体现了沈绍功教授不独擅长妇科，对内、外、儿、五官、皮肤、骨伤、肛肠、肿瘤等诸科皆有独到见解，书中所载诸法同仁们可在临床中实践。

　　沈氏女科在沈绍功教授的带领下取得今日之成就，实乃幸事。韩学杰等众弟子积极整理老师经验，通力编纂成书，体现了他们专心致志、勤奋刻苦的治学精神，对发展沈氏女科及丰富中医诊疗体系均大有裨益。值此书即将付梓之际，见沈绍功教授学术思想得以总结，众弟子倾心传承，相信沈氏女科一定能惠及更多患者。欣慰之余，特撰序荐介此书。

中国中医科学院首届学术委员会委员
中华中医药学会医史文献分会主任委员
北京国医名师
全国古籍领导小组成员

中国中医科学院
2014 年 8 月于北京

序三

当今的主流医学是在还原论的指导下借助现代检测手段，故科室越分越细，疾病却越来越多，医生认为这是对疾病的认识更加深入，治疗方法和手段更加精准，但人们的精神负担和经济负担却越来越重，因为患者面临着看病需要去数个科室的窘境，既不方便，疗效也非预期。全科是中医的一个特点，也是中医的优势。只要把内科辨证论治的基础打好，除了需采取外科手术办法，中医内、外、妇、儿、五官、皮肤、骨伤、肛肠、肿瘤 9 个科系都能汇通和关联，且治疗也能达到四两拨千斤的效果。所以中医首先要做到精于内科，就是精在辨证论治，辨证要准，论治要活。内科精了，全科就通，就可以提高临床疗效。

沈氏女科全称上海大场枸橘篱沈氏女科，自明初至今已传承 20 代，历经逾650 年之久。其名为"女科"者，即除不育外只治女性患者。传承到先父祥之先生18 世后则并不仅仅局限于女性患者，发展成以妇、内科为主，涉及外、儿、肿瘤、肛肠、皮肤、骨伤、五官各科，除了需采取手术之外，凡处方用药之病均予诊治。沈氏女科传承 650 余年的秘诀就是崇德重效，坚持中医的原生态，强调辨证论治和整体观念。临床诊病时，除望、闻、问、切四诊合参，更注重舌脉，故本人提出舌脉是中医的金标准，其中舌诊最为客观，可以"一锤定音"，围绕"单元组合辨证论治法"，将烦琐的诊病思路简单化、实用化，临床中易学可行，收效甚佳。

本书为韩学杰等众弟子根据我在沈氏女科经验讲授班中的数次讲稿编辑整理而成，书中分别讲述了辨证与论治的具体方法。希望有志于中医临床的青年才俊能够从本书中收获一些中医诊病的思路及方法，惠泽当地百姓，以慰吾先辈之愿。

在本书即将付梓之际，承蒙永炎学长、瀛鳌前辈赐序鼓励，深表谢忱！同时，由于本人学识有限，一些观点难免存在不足之处，希望广大中医同仁提出宝贵意见，以便再版时修订提高。

有感于众弟子敏而好学，勤于总结，师徒共勉，乐以为序！

上海大场枸橘篱沈氏女科第十九代传人
中华中医药学会心病分会首届主任委员
第三批全国老中医药专家学术经验继承工作指导老师
国家中医药管理局沈氏女科流派工作室建设项目负责人
中国中医科学院中医临床基础医学研究所科学技术咨询委员会委员

沈绍功

甲午仲夏于京都崇厚堂

前　言

中医源远流长，理论博大精深，学说纷呈，流派林立。如何真正理解、掌握和运用中医药理论，如何提高临床疗效是每一位初入中医之门者及热爱并从事临床工作的中医师共同关注的问题。《国家中长期科学和技术发展规划纲要（2006—2020）》明确将"中医药传承与创新"确立为中医药领域的优先主题。"经典是基础，传承是关键。"沈氏女科荣幸地成为国家中医药管理局命名的第一批全国中医学术流派传承工作室，不仅使传承650多年的沈氏女科得以传承和发扬，更重要的是回答了如何提高临床疗效的问题。

沈氏女科全称上海大场枸橘篱沈氏女科，首创于明洪武年间浙江东阳，其第14代传人移居上海。沈绍功为沈氏女科第19代传人，在京行医50余年，使沈氏女科移居京城并开花结果。沈绍功不仅传承了沈氏女科，还拓展了诊治范围，使沈氏女科不只单纯诊治妇女的经、带、胎、产病，也包含妇女的内科、外科病，即女子诸疾，并且延伸至男女老幼、临床各科，成为全科中医。沈绍功打破"传里不传外，传男不传女"的家规，相信"一枝独秀不成春，万紫千红才是春"，突破流派的门户偏见，招收了近50位传承弟子。同时，沈绍功扎根基层，建立了遍布全国的推广示范点，使沈氏女科永葆学术青春。

沈绍功幼承庭训，继家学之渊源。既熟通旧学，又勤修新知；既提倡继承传统中医，又不排斥西医诊疗技术的应用；既强调辨证用药，又吸收西医药理研究成果；学贯中西，于临证多有创建。沈绍功贯彻"一切为了临床，疗效是硬道理"，指出"辨证要准，论治应活"，诊断疾病，化繁就简，细微精妙，切中机要，治病思路清晰，立法分明，方证相应，组方严谨，用药精炼，圆机活法，内外兼顾，食药并举，多法并用，综合治疗。沈绍功治疗急难险症于清轻药物之间，治疗慢性病则循序渐进、缓图见效，于内、外、妇、儿多科，均获得了显著效果。

沈绍功不吝秘术，广求传播，不仅招收了12位嫡传弟子和多位传承弟子，还坚持举办研修班、讲习班、老中医传承班、基层医师培训班等，将自己的学术思想和诊治经验倾心传授，使众多在临床实践中仍有迷惑的同仁豁然开朗、受益匪浅。沈绍功对学生言传身教,毫不藏私,对学者直指其义,多有启迪和引领。为进一步传承沈绍功学术思想和临证经验,我们将沈绍功系列讲座的讲稿编辑整理成书。虽为讲稿,实则是沈绍功学术思想的精华浓缩,丰富临证经验的概括总结,由博返约,围绕"单元式组合辨证分类法",明确中医诊病之关键,点明准确辨证之技巧,精炼中药实用之功效,强调方剂灵活运用之方法,创新各科常见病症巧治之策略,确为理法方药均具备的切合临床之佳作,值得反复学习和体会,并身体力行于临床。

希望本书能对中医同仁临床疗效的提高有所帮助,能引领初学者进入中医之门。大家共同努力,促进中医繁荣,此亦为沈绍功之期盼。

韩学杰　沈宁　连智华
2019 年 7 月于北京

目 录
CONTENTS ··· ■

绪 论

我们讲课的目的，不是讲理论，而是讲临床功夫。大家来自全国各地，目的不是学理论，理论大家看书都能看明白，中医的功夫在临床，临床的功夫就在疗效。我级别不高，本事也不大，自称是草根郎中。为什么说是草根呢？因为扎根于基层。为什么说是郎中呢？因为就是靠疗效生存，疗效相当重要。擅长治疗妇科病是我家传的一个特点、优势。在清代以前，中医称妇科为女科。女科是什么意思呢？是指不单单治妇科病，而是治疗女人的病，是指女人的内科。但到了清代以后，妇科就独立出来，有所专指了。我家从明初开始，是治疗女科病，上海大场女科，是一个流派，从浙江东阳迁居上海大场。当年家传治疗妇科病没有多少理论，完全靠临床实践，凭借临床疗效，门庭若市，而且医德特别好。原来我家住在"春雨山庄"，每看好一个患者，就在山庄周围种一棵杏树，"春雨山庄"的杏林很茂盛。可惜日本侵略中国，"春雨山庄"被轰炸，夷为平地，这样我的祖父和父亲就移居到城里。我家祖传治病有绝招，就是内科的基本功，就是辨证论治，中医的疗效怎么保证，就靠辨证论治。

首先讲辨证一定要精确。辨证不准、不精确，疗效肯定也不好。辨证很重要，但要辨精确很不容易，这个基本功必须打好。其次再介绍论治，论治巧配要灵活，中医在临床不灵活、死板，疗效便会受影响，我要把我家传的和自己几十年的经验介绍给大家。这两个基本功练好了，再给大家讲全科治要，包括内、外、妇、儿科等，除了需手术治疗的病外，其他病在辨证论治的大前提下都能治。因为在基层医院不可能只看内科疾病，来个皮肤病看不看？如银屑病、湿疹，很不好治，"内不治喘，外不治癣"，但中医有绝招，用中药治疗效果明显，我要把这一手教给大家。这样先打基础，辨证精确，论治巧配，最后是全科治疗经验，采用什么思路，怎么治，怎么提高疗效，这样听课肯定会有收获。有些患者，患子宫肌瘤、卵巢囊肿等，怀孕困难，许多人来我这里治好了，患者不能想象，多年不孕的怀孕了，生了孩子，这是妇科的绝招。当然妇科我会在全科治要里讲，提纲挈领地讲提高疗效的关键。我在国外讲课很吃香，像我这个年龄的人外文单词都忘了，看书还行，去讲课可就麻烦了。但有个华人主动要求当翻译，开始我还挺不好意思，我也不花钱，你给我翻译，还请我吃饭，这不是赔本吗？

后来才知道，他是想要和我照相。那个华人有私人诊所，他把我俩合影的相片放大摆在诊所大厅里，底下用中英文写着：我给中国国家级教授当翻译。我讲这些是鼓励大家，要有信心，做中医的目的就是提高疗效。如中医治疗心血管病有优势，但中成药的使用也要辨证。2006 年中华中医药学会心病分会成立，我做的第一件事就是对治心痛的中成药进行辨证分类。如丹参滴丸，是治疗心血瘀阻证的心绞痛，不是心血瘀阻证的心绞痛不能用，尤其是中老年人心血管病中肾亏的多，肾亏没有瘀血而活血，不但心绞痛止不住，患者还会心慌气短。这个中成药是由活血化瘀药组成，证类就应是心血瘀阻，辨证应用才会有疗效。

中医的辨证论治几千年没有失效，这跟疗效有关。我再举个例子，我在广安门医院急诊科工作了 10 多年，当年治高热，我发明了一个辛温合剂，一个辛凉合剂，各 4 味药配合，非常有效。一般发热在 3 天以内用，高热在 39.5℃以上的时候，1 小时口服 1 次，这样 8 个小时服 4 剂药，剂量加大，疗效很明显。结果到了夏天，就没效了。我就琢磨为什么，因为夏天暑湿，不清暑就不能退热，这是辨证的关键，后来加了青蒿、生薏苡仁，体温就明显下降了，说明中医的辨证论治直接关系到疗效。我当年收集了 120 多例病例，并和西药针剂对照，结果发现中药降温效果很明显。举了这么多例子，是为了让大家增加信心，辨证很重要，但辨证很难。

第一，辨证总纲是表里、寒热、虚实、阴阳。表里又分外感病和内伤病两大类。外感是一个病，内伤是一个病。寒热虚实的分类很关键，辨不清寒热，不好用药；分不清虚实，也不好用药。总而言之，表证关键是分清风寒和风热；里证指的是内伤病，主要是分清虚实。当然，阴阳更是总纲，八纲里主要抓住前面的六纲。

第二，辨证的基础是脏腑、经络、气血和病因这 4 个方面，尤其是脏腑对辨证起关键的指导作用。外感病里面有六经辨证、卫气营血辨证和三焦辨证，但关键是分清风寒、风热。

第一章　辨证精要

第一节　问诊重"两口"

辨证主要靠四诊来收集资料，但四诊收集的临证资料，随意性很大。怎么随意呢？除了舌象、脉搏外，问诊、望诊、闻诊随意性都很大。比如大夫问患者头痛吗？其实不太痛，但患者为了照顾大夫的面子，会说有点痛。凡在问诊时，有点痛的，不论任何人，一律不相信，这个随意性很大。问诊时，传统"十问"中，我提醒大家，问两个口很关键，别的都是次要的。与辨证和临床疗效有关的"两个口"，一个是上口，一个是下口。上口是问饮食，凡是胃口不好，会影响药物吸收，辨证用药即使再巧妙，也会影响疗效。纳呆的患者分两类：第一类是苔腻的，叫湿阻中焦，开胃口用温胆汤，其中关键药是蒲公英和莱菔子；第二类是舌苔薄白伴胃口不好，这一类是胃阴不足，用养胃汤，其中关键药是芦根和乌梅。我看病很快，就是因为抓住了舌苔。下口是问两便，即大便和小便，尤其是大便很重要。便有两类：第一类是大便溏薄，属脾虚，用香砂六君子汤，关键药是白扁豆；第二类是便干，用几个关键药，老年人用白菊花和当归来增液行舟，加上润肠通便的药，如草决明、全瓜蒌、桃仁，一般不用制大黄，制大黄含双重成分，大黄素能通便，鞣酸使大便干结，用生大黄通大便，前3天大便排得很好，3天后更加便秘，因此不用大黄通便，可以用制大黄来泄热，不用后下。总的来讲，临证资料有很大随意性。"十问"里面抓住两个口，直接和疗效有关。

第二节　舌脉金标准

临床辨证一定要把舌脉作为金标准。中医四诊里最能看得见摸得着的就是舌和脉，应该把舌脉作为金指标，放在首位。临床许多病没有证，如乙肝患者检查有小三阳、大三阳，但没有证候表现，怎么办？通过什么来辨证？就靠舌脉，其中更通过舌来辨证。古人讲"舍证从脉"，就是证和脉矛盾了，以脉为主。我更主张"舍证从舌"，舌苔更可靠，一目了然。

一、脉诊

先讲脉，中医没有脉不行，脉学必须有。但是脉搞复杂了更不行，一定要简化，宜粗不宜细。比如：弦、滑、紧、革、洪、实，这六种脉怎么分呢？理论上弦脉如拉在弓弦上；滑脉，盘中滚珠；洪脉，比作洪水泛滥；革脉比弦脉更加厉害，如拉在皮革上。回答脉学容易，但号脉便分不清！1963 年我在上海实习的时候，利用暑假、寒假不回家的方便条件，开小灶。不是跟我祖父就是跟我父亲一辈的前辈开小灶。我问过多位前辈，我说："您给我指点迷津，这些同类脉怎么分啊？"许多老前辈说了一句很中肯的话，我茅塞顿开，他们说："脉学要为我所用。"很经典！什么叫为我所用？要疏肝理气就写弦脉，要祛痰就写滑脉，如果寒袭就写紧脉，如果肺胃实热用白虎汤就写洪脉。这句话很经典！为我所用，叫路路通，要自圆其说。我绝不是否定脉学，但脉学宜粗不宜细。临床要分清九种主脉，必须要分清！

1. 主脉

（1）浮脉

轻按可得，主要指表证，外感病。当然风寒风热，一个是浮迟，一个是浮数。

（2）沉脉

重按才见，这是里证。

（3）滑脉

滑脉就是很流利，如盘中滚珠，不是妊娠就是痰浊。我家祖传看滑脉不是看尺脉，而是看寸脉。寸脉滑，不是怀孕就是痰浊的脉象。

（4）涩脉

这种脉就是不流畅，如刀刮竹，主要是瘀血导致的。

（5）弦脉

非常有力，来脉有力，如按弓弦，就是气滞。滑脉和弦脉都有力，但速度不一样，痰阻的滑脉，速度快；气滞的弦脉，速度慢。弦脉不数，滑脉是流畅而数。所以滑脉和涩脉、弦脉很好区分。

（6）迟脉

一息不到 4 至（1 分钟不满 60 次），主寒证。

（7）数脉

一息超过 4 至，脉来急促，一息 5～6 至（每分钟 80～90 次或 90 次以上），多主热证，可见于虚证。

（8）细脉

脉细如线，应指明显，切脉指感为脉道狭小，细直而远，按之不绝。主阴血亏虚，又主伤寒痛甚或湿邪为患。

（9）结代促脉

脉力不足，是重症、危症。

能分清这9种脉就足够了，许多脉分不清楚，临床也不一定能碰到。所以临床脉必须有，但要粗不要细，主要先分清这9种脉。

2. 兼脉

浮紧是风寒，浮数是风热，浮濡是伤暑，浮而有力是表实，浮而无力是表虚。沉迟是里寒，沉数是里热，沉滑是痰浊、食阻，沉涩是瘀血，沉细是血虚或阴亏。弦迟是气滞寒凝，弦数是气滞热涌，弦沉是气滞寒凝，弦涩是气滞血瘀，弦细是阴虚阳亢。脉细数是阴虚内热，脉结代是瘀血、痰浊、气虚和阳衰。这就是17种兼脉。抓住9种主脉，17种兼脉，记住每种脉主什么证就行了。

二、舌诊

望诊中舌诊更加客观、直观，一目了然。在四诊中舌诊尤为重要，我主张舍证从舌，甚至可以放弃其他证，单由舌诊来定证，来论治，不会影响疗效。但舌诊必须简化。

1. 舌苔

苔有三观：一观色泽，二观厚薄，三观润燥。

（1）观色泽

观色泽就是看舌苔的颜色，苔黄属热，苔白属寒。黄白分寒热，这在临床上非常重要。

（2）观厚薄

苔厚是实证，主要是痰浊、痰湿和食阻；苔薄是虚证或正常舌苔，或者表证。

（3）观润燥

苔润是正常舌苔，或有痰湿；苔燥为伤阴或精亏。

2. 舌质

舌有两查：一查其色，二查胖瘦。

（1）查色泽

舌质泛红是正常的。淡白不是气虚就是阳虚，红不是阴虚就是实火，紫不是寒凝就是瘀血，绛是热入营血，有紫斑多是瘀血。

（2）查胖瘦

舌质胖为阳虚，也就是我们讲的裙边舌；舌质瘦为阴虚。

舌的两查对辨证相当重要。

用三观两查的方法，就把舌诊简化了，都包含了。当然还要看舌体，舌体假如有变化就病重了，证就危了。这时看舌苔，慢慢看，患者也不会有感觉，家属也不会有意见。临床观舌象的目的在三观两查，特别简单，3～5秒就够了。看不清楚再来一次。我看病速度快，主要靠的是舌质、舌象。一看苔腻就想到温胆汤，祛痰；一看苔薄，就想到杞菊地黄汤，调肾。然后在这个基础上，根据相关病证再加上临床的药理，很快就能提高疗效了，所以舌诊很关键。

第三节　虚证分四类定五位

我们将虚证分四类定五位。四类指气血阴阳4个虚证。这个分类跟传统不一样，传统分类是主症、兼症加舌脉；我们进行证候分类则是舌脉加主症。主症必须要简化、要单一，是这个证类必有的，别的证类没有的，要抓1个主症。根据这样的思路，把4个大类，就是气血阴阳4个证类分清楚。苔薄白，舌质淡，脉沉细，气短促（就是气短），这个舌脉和主症就组成了气虚证。舌质淡，脉细数，面色㿠白，这个舌脉和主症就组成了血虚证。苔净，舌质红，脉细数，五心烦热，就是阴虚证。苔薄白，舌质淡、体胖，气虚舌淡不胖，阳虚舌淡而胖，脉也是沉细的，跟气虚一样，它突出表现是尺脉软弱，加上形寒、怕冷，就定为阳虚证。这4个虚弄清楚，不会混淆，更不会交叉，舌脉加主症，就是虚证的4个证类。

五个脏腑各用一个症状定位叫定五位。心的主症，就是心悸；肝的主症，就是胁痛，但胁痛概念要广，胁胀、胁满都属于胁痛范围；脾的主症，就是便溏、肢厥；肺的主症，就是咳喘；肾的主症，就是腰酸，腰酸的范围也广，腰软、腰痛、腰凉都属于腰酸范围。这就是五脏的主症。

我的临床疗效好还在于药方里加了特殊药。中医临床离开中医理论不行。2004年"非典"的时候，我利用10个月的时间把《沈绍功中医方略论》提早写完了。里面有许多巧妙的办法，比如心气虚常规用药大家都能想到，如生黄芪、党参、炒白术、茯苓等，除了这些常规药外，还有 3 味特殊药。第 1 味，仙鹤草。古书上叫脱力草，古人非常聪明，在田边拔一把脱力草，煮水喝，长力气，这个民间的补气药，绝对强心补气，心气虚的患者、冠心病气短的患者吃点，很管用。想到用仙鹤草补气，就可提高疗效。第 2 味，白扁豆。原来沈氏女科用的是扁豆衣，即扁豆外壳，用 5g。现在药房没有扁豆衣，那就用 10～15g 的白扁豆来代替扁豆衣。第 3 味，棉花根。棉花根用 30g，明显补气。辨证准了，再加上这些特殊药，在中医理论指导下使用，疗效就提高了。

再举个例子：阳虚证。阳虚证通常用附子、肉桂、仙茅、淫羊藿。但大家要谨慎，现在有温阳派，专用附子，但附子有毒，炮制不好，会发生乌头碱中毒，所以用附子必须先煎半小时。10 多年前，就发生过因为乌头碱没炮制好而中毒的事件，轻的嘴麻，重的嘴张不开，甚至会导致呼吸困难。肾的功能寓水与火，温火太过会伤水，有副作用。因此用温阳的药，要用温润药，少用温燥药。特殊药可以用鹿角霜、蛇床子、补骨脂。

俗话讲："内伤杂病，十之八九是虚证。""十男九虚。"所以虚证是个大课题，用这个四类五位辨证分类就分清楚了，可以保证疗效。

第四节　实证区分八邪

实邪犯病，主要有八邪，即淫、痰、饮、湿、滞、瘀、食、虫。

一、六淫

六淫即风、寒、暑、湿、燥、火。六淫里面以风、寒、火 3 个为重点。

1. 风邪

风邪分外风和内风。

（1）外风

外风是外感实病的总纲，要鉴别风寒和风热，其方法有 4 条。

1）辨舌脉。舌苔薄白，脉浮紧，为风寒；苔薄黄，脉浮数，为风热。舌脉也是金标准。先看苔、脉，鉴别风寒和风热，这很关键。

2）辨寒热。寒重热轻，怕冷、怕风，就是风寒；发高热，体温 39℃ 以上，发热重，怕冷轻，仅怕风，就是风热。

3）辨疼痛。头痛、关节痛是风寒，咽痛、嗓子痛是风热。

4）辨咳喘。有的书上讲咳痰分寒热是根据颜色，但临床上不是这样。白黏痰，很白的，如果用温肺药，痰反而出不来，甚至导致憋闷、喘息，如果反过来用清肺的药，咳喘就减轻了。所以临证时分肺寒、肺热不在于痰的颜色，而在于痰的性质。稀薄的痰无论黄、白，就是风寒；黏稠的痰无论黄、白，就是风热。

外感病后面我还会讲，临床论治还有许多窍门。比如 2004 年"非典"疫情时期，我没有治过"非典"病例，但第一线的医生告诉我，"非典"的患者高热不退，有个特点是苔腻，那就是湿热。但"非典"后期推荐的清开灵、醒脑静、安宫牛黄丸，都是苦寒的药。苦寒药能抗病毒，但对湿没有好处。湿的特点是怕凉，不出太阳永远潮湿，一出太阳湿气就去了。中医学认为湿热最难治，尤其是湿邪黏滞，反复性大，怕凉。清代薛生白写了《湿热病篇》，专门处理湿和热的矛盾。燥湿对热不好，苦寒对湿不好，《湿热病篇》中怎么来治呢？用三仁汤，上焦杏仁、中焦白蔻仁、下焦薏苡仁，分利三焦，处理湿热。清代湿热病很多，所以薛生白写了 10 多篇文章专门谈怎么处理湿和热的矛盾。要坚持中医的辨证，这是个法宝！如果"甲流"来了，不要只想到流感病毒，还要想到秋燥，要加上润肺的药。

（2）内风

风要分内外，内风实际上就是肝风。肝风主症有 6 个：眩晕、肢体麻木、震颤、抽搐、颈项强直和昏迷。临床上 6 个主症不需要全出现，只要见到 1 个主症，就要想到内风，就是肝风。

然后根据舌脉分 3 类：①6 个主症可见 1 个或 2 个，但只要见到舌红、脉弦，就是肝阳化风，治以平肝息风，多用夏枯草和天麻。夏枯草不要用根，而要用头。②见到 6 个主症，同时有苔黄质绛、脉弦数，就是热极生风，治以清热息风，多用鸡爪黄连和羚羊粉。③见到 6 个主症，同时有舌淡、脉细，就是血虚动风，治以滋阴息风，多用阿胶珠和桑椹。

2. 寒邪

寒邪也分内外。外寒即风寒，内寒即阳虚证。

（1）外寒

口、鼻、咽、苔干燥，加上干咳就是外燥，风寒兼外燥就是凉燥。风寒加上怕风、出汗，就是表虚证。风寒侵入筋骨，关节疼痛，就是寒痹，以痛为主。外寒直侵肠胃出现腹痛、吐利、四肢不温，就叫中寒，或叫太阴证。这就是风寒的 4 个见证：凉燥、表虚证、寒痹和太阴证。治疗凉燥最好的药是芦根，最好用鲜芦根；治疗表虚证最好的药是黄芪，用生黄芪；治疗寒痹最好的药是桂枝；治疗太阴证最好的药是山药，用怀山药。

（2）内寒

内寒就是阳虚证，或者叫虚寒证。治疗阳虚证最好的药是淫羊藿，不要用附子、肉桂，但淫羊藿的量要控制，最多用5g。因为淫羊藿很轻，像叶片一样，用多了不好熬药；另外，淫羊藿有特殊的羊膻味，用多了药很膻。

3. 火邪

火邪也分内外。外热即风热；内火应辨虚实并注意生风动血。虚火同阴虚相关；实火以阳盛证，苔黄质红，脉数实为主。

（1）外火

中医习惯称外火为外热，外热等于风热，表热就是风热，已经讲了与风寒的4个鉴别要点。外热加外燥，就是温燥。外热加外湿，见下午发热，汗出热不解，头重如裹，舌苔薄腻，脉浮数，就是上焦湿热；如果在暑天，就叫暑湿。上焦湿热主要用三仁汤，上中下三焦分利；暑湿就要加青蒿、荷叶。

（2）内火

内火可以是虚热、虚火，也就是阴虚。

内火还有实火，表现为舌苔黄，舌质红，脉数实，加上主症就是热盛。热盛有8个部位，8个表现。

第一，心火。上面的舌苔脉象加上口疮、口苦、心烦，就定位为心火，实火里的心火。治疗心火主要用车前草，通过利尿来清心；另外，心和小肠相表里，车前草导热从小便而出。

第二，肝火。胁满、易怒、目赤等症状，加上上面的舌苔脉象，就是肝火。清肝火主要的药，原来用龙胆草，现在龙胆草的应用引起了很大的争议，就改成生栀子。其实龙胆草毒性不是很大，但龙胆草苦寒，虽然能清肝火，但伤胃。

第三，脾热。中医不叫脾火，叫脾热。主要症状是消谷善饥，弄舌不定，等于一部分的消渴病。治疗脾热的主要药物是生薏苡仁，用以清脾热。

第四，肺火。主要症状是黏痰，鼻干，鼻出血，清肺火主要用黄芩。

第五，胃火。胃火的主要症状是口渴引饮，牙龈肿痛。泻胃火主要用制大黄。

第六，小肠火。主要症状是尿频、尿急、尿痛，等于膀胱湿热证。治疗小肠火主要巧妙地用石韦。

第七，大肠火。主要症状是热结旁流，肛门灼热。热结旁流的便像羊粪疙瘩，另外还有水分，肛门很热，这时用一个特殊的药就是马齿苋，最多用30g。

第八，膀胱热。不叫膀胱火，叫膀胱热，就是淋浊癃闭。中医的淋浊不包括性病，而是膏淋、石淋、血淋等五淋。治疗膀胱热最主要的药就是白花蛇舌草，关键是量要大，白花蛇舌草用30g。

二、痰浊

痰浊分两类。狭义者潴留肺脏，分为寒痰、热痰、燥痰和湿痰；广义者流窜全身，"脾为生痰之源"，有6个主症，5个定位。

痰浊是实证里面很重要的邪。这个痰浊最后分两类，叫有形的痰和无形的痰。有形的痰在肺，因为"肺为贮痰之器"；无形的痰遍布在全身、在脾，"脾为生痰之源"。其实有形和无形之说不太正确。根据研究发现无形的痰和脂质代谢紊乱有直接关系，也是看得见、摸得着的。血脂高了，用祛痰药，血脂高就纠正过来了，有形无形的痰证也就解除了。所以我们不用有形的痰和无形的痰划分，因为无形的痰也有形，而是定义为狭义的痰和广义的痰。

1. 狭义的痰

狭义的痰主要在肺，"肺为贮痰之器"。主症有3个：咳嗽、咳痰和喉鸣。分为4类：寒、热、燥、湿。

（1）寒痰

主要症状是痰清稀如泡沫。辨痰的寒热不在色，而在质。清稀如泡沫，怕冷，苔白，这就是寒痰。治疗寒痰主要用白芥子。

（2）热痰

主要症状是痰黏稠有块，烦渴，苔黄。主要的药是葶苈子。生葶苈子既能祛热痰又能通便；炒葶苈子通便的作用就没有了，只能祛热痰。

（3）燥痰

主要症状是呛咯带血，咽干舌燥。主要的药是北沙参，不是南沙参而是北沙参。南沙参单纯止咳不祛痰；北沙参贵一点，又止咳又祛痰。

（4）湿痰

主要症状是痰多易咳，苔腻纳呆。主要的药是莱菔子。

2. 广义的痰

广义的痰症状有6个：苔腻，脉滑，头重，胸闷，口黏，纳呆。这6个主症里面主要是苔腻，但见一症便是，其他不必悉俱。临床上患者苔腻，那就是广义的痰，用祛痰的药会有效。见到广义的痰应该用温胆汤化舌苔，舌苔退了，痰浊便能退去。

除这 6 个主症之外，还有 5 个定位。

（1）痰迷心窍

除了 6 个症之外，还有眩晕、心悸、癫痫狂、中风和昏迷。6 个痰浊的主症加上心的定位症，就是痰迷心窍证。重要的药物就是胆南星，千万不要用生胆南星，生胆南星毒性很大，患者易出现抽风，要用胆汁制过的南星。另一个重要的药就是天竺黄，清热豁痰，凉心定惊。

（2）痰停少阳

表现为寒热往来，胁满易堵，喉如骨鲠（梅核气）。这里特殊的药是柴胡和黄芩。寒热往来，西医诊断为神经性发热，检查指标是正常的，这样的低热用中药治疗效果很好。

举两个例子。第 1 个例子，北京自然博物馆的副馆长，女性，当时 40 多岁，低热，体温 37.4℃，月经前后升高到 38℃ 或 38.5℃，整整半年。用了大量抗生素治疗，体温就是降不下来。当时我还在广安门医院，她来看病，我见她苔腻，用了小柴胡汤。张仲景不是有个热入血室的观点吗？热入血室，小柴胡汤主之。她体温平常低，来月经时稍高，这就是张仲景讲的热入血室，伤经脉，就用小柴胡汤，但里面没用半夏，因为半夏太燥。小柴胡汤加了两味药：一是扶正，没用党参，而是用了西洋参；二是加了茵陈，茵陈退热，也利湿。她吃了 2 天药，突然不发热了，1 周就好了。

第 2 个例子，在海军医院，一个女孩，不到 18 岁，伤口不愈合，低热不退，体温在 38℃ 以内。治疗 1 个月，更换了多种抗生素，依然没有效果，而且输液后液体漏到了外面，血管坏死。我一看患者，舌苔不腻，舌苔是薄的，患者心慌气短，无精打采，就想睡觉。我给她开了补中益气汤。很多大夫理解不了，说："病这么重的患者，20 天高热，体温退不下来，怎么用补中益气汤来温呢？而且补中益气汤还加了桂枝、白芍。"为什么？调和营卫呀！中医有个治则"甘温除大热"。结果热退了。只要辨证准确，中医不只治慢性病，急症也能治，发热的患者同样能治！举了这两个例子是让大家知道，虽然听我讲小柴胡汤能退寒热往来，但也不能什么病都用小柴胡汤，关键要看舌苔，苔腻一般用小柴胡汤有效，但苔薄用小柴胡汤不行。

我之前还遇到一个患者，发热之后，手脚心也发热，伴有心烦，这样的患者用补中益气汤和小柴胡汤均不行，应该用知柏地黄汤。关键在知母、黄柏，这两味药能降相火。中医讲火有君火、有相火、有龙雷之火，把上逼的相火降到底下，使水火平衡，则能退热，中医很巧妙，治疗低热是中医的优势，但一定要辨证，苔腻的用小柴胡汤，苔薄的用补中益气汤，手脚心热、苔净的用知柏地黄汤。

（3）痰浊中阻

6个主症，加上胸满、痞满、嘈杂不清、肢体沉重，这个定位就在中焦，治疗中焦肯定用温胆汤。温胆汤有6味药，竹茹、枳壳、茯苓、陈皮、石菖蒲、郁金。还要加2味药：第1味药是莱菔子，用量为15g；第2味药是丹参，用量为30g。莱菔子是走脾胃的药，行到中焦，而且莱菔子祛痰的效果特别好。加丹参是因为中医讲痰和瘀是一体的，有痰必有瘀，有瘀必有痰，祛痰药里面加上化瘀的药，会提高疗效；反过来，化瘀药里面加上祛痰的药，也会提高疗效。化瘀药的代表就是丹参，祛痰药的代表就是莱菔子。记着这个窍门就能提高疗效，别看1味药，疗效大不一样，加与不加丹参治疗痰阻中焦疗效是不一样的。

（4）痰窜经络

主要病种为瘰疬、痰核、阴疽、流注。痰窜经络用什么药？第1个，用虫类剔络，化瘀和络，主要用地龙，还可以用土鳖虫，我一般用地龙。地龙透络，把络里面的痰透出来。用地龙时要注意，地龙主治过敏和哮喘，但有些患者吃地龙后加重病情。这是因为地龙是异性蛋白，能抗过敏也能致敏。这个分量怎么掌握？吃药之前，患者应做划痕试验，划过之后，起红条了就尽量不用；划过之后，没有起红条，就放心用。用地龙一定要掌握这个窍门，否则可致敏。第2个，经络里面的痰必须有动力推出来。其方法是用生黄芪这1味补气药。黄芪有两种：一种是炙黄芪，蜜制的；一种是生黄芪。生黄芪和炙黄芪都能补气，但炙黄芪只有补气作用，没有托毒和固表作用，所以一般不用炙黄芪，都用生黄芪。这个痰窜经络，加地龙、生黄芪，生黄芪的量可以大，可用到30g。

（5）痰阻四肢

主要症状是麻木、偏瘫。治疗除了用温胆汤外，再加桂枝和鸡血藤。

这个痰要重视，讲论治的时候，八邪里面痰是很主要的一个邪，而且往往被疏忽，重瘀轻痰。其实，现在临床上痰比瘀更多、更重要，不是有形无形，而是改成狭义的肺痰和广义的流痰，有主症，有定位。

三、水饮

水饮分溢饮、支饮、悬饮和痰饮。水饮，多为局部的病邪，比较局限，与脾胃关系密切，根据水饮停的部位不一样分成4类。

1. 溢饮

停在肌肤。表现就是水肿，上肢和下肢水肿。消肿利水特殊的药是泽兰。内科大夫很少能想到泽兰，妇科大夫用于治疗闭经。泽兰化瘀退肿还能利水，而且比较安全，没什么副作用。

2. 支饮

停在胸膈。主要症状就是咳喘难卧，特殊的药就是葶苈子。

3. 悬饮

停于胸胁。主要症状就是胁胀引痛，特殊的药就是徐长卿。徐长卿很安全，止痛效果特别好，有的癌症疼痛用徐长卿有一定的疗效。

4. 痰饮

停于肠胃。主要症状就是肠鸣、纳呆，特殊的药就是大腹皮。大腹皮就是槟榔外面的皮，既能消食，又能去胀。大腹皮比槟榔安全，槟榔有成瘾性。

四、湿邪

湿邪主要指的是内湿。外湿已经讲了，是上焦湿热。内湿的特点，绝大多数是热化转成湿温或湿热；少数是寒化转成寒湿。大多停在中焦，所以叫中焦湿热，或者叫脾胃湿热，或者叫肝胆湿热。湿热如果停在下焦，就叫下焦湿热、大肠湿热、膀胱湿热。祛除湿邪，一定要处理好湿和热的矛盾。清热的时候不能过于苦寒，过于苦寒的药，如龙胆草、秦皮、苦参，对热有利但对湿不利，因此要避免使用。清热常用药是蒲公英、生栀子、白花蛇舌草、连翘、野菊花，清热但不恋湿，更不伤胃，蒲公英还能健胃。祛湿的时候，绝对不能用温燥的药，温燥能祛湿，但助热。温燥的药有苍术、厚朴、半夏，虽能化湿却更助热。因此，要用润燥、利湿的药，如生薏苡仁、车前草、白扁豆、桑白皮，这些药能利湿祛湿，而且不助热。处理湿热还有一个重要的原则，就是要分利三焦，上焦用杏仁，中焦用白蔻仁或砂仁，下焦用生薏苡仁。薏苡仁必须用生的，炒了利湿作用就减弱了。湿邪是八邪里较难处理的邪，并且湿性黏滞，反复性大，尤其湿邪夹热更不好处理。但掌握这几个原则一般处理湿邪比较有效。

五、滞邪

滞邪分两类：气滞和气逆。气滞主要是肝气郁结。气逆有三类：肺气上逆，胃气上逆，肝气上逆。

1. 气滞

气滞临床最多见，实际上就是肝气郁结。临床辨肝气郁结主要症状就是胸脘胁腹胀满作痛。胸脘胁腹胀满作痛加上情志异常和脉弦，就能定为肝气郁结，也就是滞邪里面的气滞。其中主药就是柴胡，治疗气滞离不开柴胡。气滞辨证的关键还是要看舌苔。

我在广安门医院内科工作时，有位青海的眼科医生，近60岁，自觉力不从心，手术做不了，就来学中医。他跟我进修，每周四下午，我给他们教学门诊，平常他自己看病。他看了一位40多岁的女性患者，因婆媳关系不好，出现典型的胸脘胁腹胀满，不痛，就是胀满得厉害，他听我讲过肝气郁结，就先用了逍遥散，开了3剂药。患者吃完药后觉得胀得更厉害了，像2个小罐在两胁顶着。那用什么呢？改用四逆散，也疏肝理气，又吃3剂，患者嗓子也堵了。他着急了，一看可能药量不够，就把能想到的疏肝理气药全用了，一共用了20多味药，患者吃了，气都出不来。他没办法，跑到门诊来咨询我。我一看，患者脉弦一点不假，但他疏忽了舌苔，苔是薄腻的，如果厚腻，用疏肝理气肯定有效，但稍微有点腻，总的苔是薄的，我就给她开了补中益气汤，他大吃一惊。我带的五六个进修医生，都特别着急，说："沈老师，患者已经胀得出不了气了，补中益气用了更麻烦了，更出不来了。"我说："你们先别着急。"一下子给她开了7剂。经过3周她自己来了，说："沈教授，神了，我一身轻松，一点不胀了。"学生就问我："什么道理呀？"我说："你们都疏忽了，《素问·至真要大论》有几个反治，通因通用、涩因涩用、寒因寒用、热因热用。舌苔不腻，这个胀不是实胀，是虚胀，用补中益气汤一补，涩因涩用。所以气滞的病，一定要看舌苔，苔腻的肯定疏肝理气，苔薄不腻或薄腻的，就要想到不一定是实胀，不一定是肝气郁结，也可能是中气不足。"气滞在临床上特别多见，疏肝理气是个好办法。

2. 气逆

有3个脏腑能够气逆。

（1）肺气上逆

主要症状是咳喘。治疗咳喘的关键是一定要问有痰无痰。肺系疾病有咳、喘、痰、炎、热5大症状，关键就是痰，肺系病如果不祛痰效果就不佳。痰一去，其他咳、喘、炎、热都迎刃而解。当然祛痰要分清寒与热，这很关键，痰稀薄的不管白的、黄的，就是肺寒，用温肺的药；痰黏稠的不管黄的、白的，就是肺热，要清肺。祛痰的名方就是三子养亲汤。肺寒用白芥子，肺热要改用炒葶苈子，均为10g。

中药的分量很重要，组方的思路也相当重要，比如糖尿病，理论用药是清热养阴，我用药是补气养阴。中药使用要注重配伍，方剂一定要记住它的组方特点才能加减，不要死记硬背。比如补中益气汤这个方子，是补气又升提，补气用什么药？所有的健脾补气药在补中益气汤中都能用，当然它离不开党参、白术。第1个组方特点，就是补中，健脾补中，用补气药。第2个组方特点，就是升提，非但补中，而且升提，用升麻、柴胡。第3个组方特点，考虑气和血的关系，加了当归，血为气之母，补气药加上养血药，疗效就明显提高。第4个组方特点，往上升了就不能往下降，淡渗的药如生薏苡仁、茯苓，补中益气汤就不用。第5个组方特点，补而不滞，用了陈皮。区分5个补中益气汤组方的特点，不仅容易记忆，而且可灵活加减。比如用补中益气汤治疗糖尿病，不用党参，把党参改成生黄芪，那就明显降血糖。不用当归，改为生地黄，生地黄不仅养血，而且能降血糖。补而不滞不用陈皮，用木香，木香也有降血糖的作用。这样补中益气汤的5个组方特点没丢，灵活加减，疗效就明显提高了。所以方剂是古人的一个组方特点，告诉你组方样板，不是死记硬背。

中药学中，中药是基础，其包括了功效、主治、归经等难点。通常情况下这些背得很熟，但不一定临床能灵活运用，所以我根据特点总结出几个实用的方法。比如麻黄能平喘，是止喘的好药。第一，蜜麻黄。蜜麻黄把支气管扩张了，把里面的分泌物吸收了，不就平喘了吗？第二，麻黄能退肿，退肿用水制麻黄，"开鬼门，洁净腑"，一宣肺，水排出去了。第三，麻黄是发汗的重剂，与桂枝合用发汗就更厉害，辛温解表。这三个记住了，临床见到水肿就想到水麻黄，见到喘就想到蜜麻黄，见到风寒就用生麻黄。甭管它功能、主治、归经，用药要跟临床直接结合。但用麻黄要记住一点，它的副作用是抑制心脏、升高血压。比如越婢汤治疗水肿，用了麻黄，但麻黄抑制心脏，有心血管病的患者就不能用了。治疗肾病综合征，古人用越婢汤或越婢加术汤，效果很好，肿很快退了，尿蛋白也可以消，唯一的问题是血压更高了，因为麻黄的副作用是升高血压。这个在临床就要变，同样"开鬼门，洁净腑"，不用麻黄，用桔梗，灵活变化。桔梗宣肺、利尿，但不会升高血压，更不会抑制心脏。这样记中药，直接与临床相关。所以我讲中医的方剂不要死背，中医要和临床相结合才能打好基础。

肺气上逆，咳喘，要考虑痰。假如是没有痰的咳喘，中医叫肾不纳气。这时治疗重点不在清肺、平肺、降肺，而在纳气，纳肾平喘。纳肾的关键是两味药：一是补骨脂，二是肉苁蓉。假如肉苁蓉不行，就用川牛膝来代替，用15g。

（2）胃气上逆

主要症状就是呃逆、打嗝。西医讲的呃逆有两种：一种是周围性的，在胃；另一种是中枢性的，在大脑。在胃的好治，在大脑的不好治，非常危险。中枢性的呃逆，控制不好膈肌就不动了，患者就窒息了。治呃逆的名方有旋覆代赭汤、橘皮竹茹汤，临床效果并不太好，中枢性的呃逆更止不住。这时用什么药？第一用生赭石，赭石有生的和制的，治呃逆一定要用生赭石。第二用灶心土，也叫伏龙肝，用30g。中枢性的呃逆用什么药呢？第一用灵磁石，灵磁石就是吸铁石，用30g。第二用胆南星，用10g。

（3）肝气上逆

主要症状就是眩晕。治疗肝气郁结，就用中医的升降理论，一升一降。升药用量少，用5g；降药用量大，用15g。用川芎和川牛膝，也就是川芎用5g，川牛膝用15g。

六、血瘀

判断血瘀有3个指标：局部血结证，全身血滞证，离经血溢证。血瘀有6个证类，5个定位。

1. 判断血瘀的3个指标

（1）局部血结证

主要症状是定处刺痛，拒按，肿块。肝硬化就是肿块，中医也叫癥瘕，可出现按痛。冠心病疼痛比较剧烈，往往是刺痛或者绞痛。

（2）全身血滞证

主要症状是嘴唇、指甲紫绀，舌紫，脉涩。假如患者舌头一伸出来是紫斑，那就是有瘀血。整个舌紫，那不但有瘀血，而且寒重，只用活血化瘀法不行，要用温通的桂枝或川椒，在四川，花椒用10g、20g都没有问题，但在北方只能用1g，否则患者受不了。

（3）离经血溢证

主要症状就是有出血，血块瘀暗。有一个患者患肺癌，咯血不止，用了各种止血方法，如凉血止血、温养止血、补气止血都不行。我查房时，一看血的颜色是瘀暗的，舌下静脉是迂曲的，就用了桃红四物汤。当然我和家属说好了，癌症患者死马当活马医，已经过了1个月，再不止住血，肯定有生命危险，家属同意。下级医生问出那么大量的血，还能用活血化瘀吗？我说已经同家属言明，只能兵行险招了。患者服用2剂药以后，血量减少，不到1周血止住了，可见中医的辨证论治疗效之神。我就抓住了离经的血液是瘀血，就用活血化瘀的药，这叫祛瘀生新，瘀血去了，新血生了，血归经就止住了。当然里面还加了其他药，用花蕊石、血余炭、川贝母粉、三七粉4味药按1:1:1:1的比例磨粉。花蕊石和血余炭本身就是止血的药，三七是和血止血。为什么加川贝母呢？肺癌的患者一般都咯血，止咳才能止血。这 4 味药装在 1 号胶囊里，1 个胶囊 0.3g，1 次吃 5 粒，等于 1.5g 的粉末，1 天 2~3 次。不光是肺癌，只要是咯血的患者均可获效。

2. 血瘀的 6 个证类

（1）气滞血瘀

表现为脉沉弦，胀闷刺痛，拒按，肿块。气滞血瘀除了化瘀之外，必须理气。理气用两味药：一是郁金，郁金是动气中之血，既能理气又能化瘀，所以郁金是首选；二是枳壳。

（2）寒凝血瘀

表现为脉沉迟，拒按，瘀血部位色暗，脸暗，得温稍减，这种血瘀就要散寒化瘀。用两味主药：桂枝和乌药。

（3）热结血瘀

表现为脉沉数，小腹硬痛，神志如狂，这种血瘀要清热化瘀。用两味主药：一味是竹沥水，就是竹子煮了，两头流下的水；另一味是全瓜蒌。

（4）气虚血瘀

表现为脉细迟，心悸乏力，偏瘫和积块，这种血瘀要补气化瘀。重用生黄芪，可以用 30~60g，用来补气。化瘀的药可以用地龙。

（5）阳衰血瘀

表现为脉沉细滞迟，面黑，嘴唇发青，腹大，肚子胀，肢肿，畏寒肢冷，又冷又肿，这种血瘀要温阳化瘀。温阳用鹿角霜，化瘀用红花。

（6）阴亏血瘀

表现为脉细弦数，形瘦癥瘕引痛（痛得不厉害），目涩，这种血瘀要养阴化瘀。养阴的药主要是麦冬和芦根，化瘀的药是牡丹皮。

3. 血瘀的 5 个定位

（1）瘀阻于心

表现为脉细结代，心悸刺痛，精神异常，多是心律失常和冠心病。主药是苏木和生山楂。这两味药很特殊，骨科大夫用苏木，内科大夫不常用苏木。

（2）瘀阻于肝

表现为胁痛和痞块。主药是醋鳖甲和赤芍，醋鳖甲的量要大，用 30g。

（3）瘀阻于肺

表现为胁痛，咯血。主药是薄荷和花蕊石。

（4）瘀阻于腹

表现为肿块拒按，闭经，痛经。主药是泽兰和地龙。

（5）瘀阻于四肢

表现为肿满，肌衄，以至于发紫。主药是路路通和鸡血藤。

七、食阻

食阻是食积于胃脘，苔厚腻，脉滑实，脘腹胀痛，厌食嗳酸。

这种病小儿特别多见。我在某医院急诊科的时候，有一年的中秋节，有位五六岁的小孩吃了 4 个月饼，又吃了近 500g 葡萄，2 块巧克力。这孩子哪受得了啊！腹胀如鼓，到医院看急诊。我一看，药也吃不进去了，给他开了个偏方，用生山楂 30g 加锅巴煮水。锅巴就是煮饭锅底那一层焦的，拿锅巴再炒焦了，用生山楂水煮成粥，孩子吃不进去呀，就一口一口喂，吃了一天就好了。

食阻很多见，肉积用山楂，面积用谷芽，食积用麦芽。里面最好的药就是山楂，也可以用焦三仙，焦三仙每味药各用 10g，所以焦三仙是共 30g，如果写各 30g，量就大了。但是一定要加两味药：一味药是芦根，因为食积化热特别多，胃化热很容易伤阴，就用芦根来保护胃阴；另一味药是连翘，食积热化了必须清热，就加连翘，保和丸里面有连翘就是这个道理。消食不加连翘，效果不好，不加芦根，效果也不好。

八、虫积

虫即虫积。主要有 6 个判断指标：绕脐阵痛，异食纳差，面黄肌瘦，夜眠磨牙，孔窍瘙痒，五斑显露（眼、面、唇、爪、苔）。

虫积是因为饮食不洁，吃了带有虫卵或虫体的食物引起的。主要有蛔虫证、蛲虫证、绦虫证 3 种。

（1）蛔虫证

主要表现为面色黄暗，兼有白斑，形体消瘦，脐腹疼痛，时发时止，早晨或空腹痛甚，得食痛减，嗜食异物，夜里磨牙，睡卧不安，烦躁啼哭，大便或干结或溏薄，或便下蛔虫。重者口流清涎，四肢厥冷，面色苍白。日久可见肚腹胀大，腹部硬实、青筋暴露。治宜安蛔驱虫，健脾和胃，方用使君子散、乌梅丸等。

（2）蛲虫证

主要表现为夜间肛门奇痒难忍，女性会阴亦痒，睡眠不安，尿频或遗尿，肛门湿疹。日久可见食欲减退，面黄肌瘦。治宜杀虫止痒，方用追虫丸等。外用百部、大蒜灌洗。

（3）绦虫证

主要表现为面色萎黄，脘腹胀痛或隐痛，大便不调，便中有扁节状虫体，肛门痒痛，食欲不振或亢进，形体消瘦，四肢乏力。日久会出现烦躁不安，头晕惊厥。治宜驱虫，方用槟榔汤、下虫丸等。

虫积病程较长，缠绵难愈，很多易并发其他疾病，对小儿生长发育影响大，所以应早期防治。实际上积滞是本病的早期，多以实为主，而本病为后期，是积滞发展的结果，多以虚为主。

另外，实证有兼夹，为肝胃不和、肝脾不调、木火刑金、肺胃实热、心热移肠、肝胆湿热、气滞血瘀和痰瘀互结。把这 8 个实证的主症加舌脉弄清楚，而且把特殊用药记下来，这样实证的辨证就比较准确，辨证准是治病的前提。这是我几十年琢磨出来的，大家不妨试一试。

第五节　单元组合辨证分类法

辨证很难，难在证候分类。证候分类原来叫辨证分型，1992 年以后改成证候分类，简称证类。证类有许多主观性，往往以主观定类，套用到临床中去。比如冠心病，中医辨几个类型，西医也辨几个类型，然后到临床套，可惜患者患病非常复杂，你定了 6 型，它还有 7 型，还有交叉，主观的定性和临床的实际脱钩，这样怎么能准呢？所以辨证重要，但是要辨准很困难。怎么办呢？我们这几十年搞了一个单元组合辨证分类法。

虚证的四类可以是 4 个单元，五位可以是 5 个单元，实证的八邪也可以看成是不同的单元。这样，虚证的四类和五位定好了，实证的八邪辨清楚了，临床上就可以灵活组合。根据临床实际有一个算一个单元，进行组合，这样辨证就准了。比如患者主诉这两天心慌。你首先想到病在心脏。又说气短了，走路走不动。一看舌苔是薄白的，舌质是淡的，脉沉细，这就是心气虚，治疗可以用补心气的药，这就叫辨证论治，肯定会有效。这患者还告诉你这两天吃饭不好。你看舌苔薄白又腻，就想到还有痰浊，应该是虚实夹杂。另外，虚和虚也可以混杂，比如诊断为心气虚、脾气虚，还会有肾气虚，都可能有，临床上有一个算一个，后面再对上药，疗效就有了。再举个例子，患者主诉这两天特别疲劳，心慌、疲乏、气短、腰痛、怕冷。一看舌苔薄白，舌质淡，脉沉细，尺部又比较弱，马上想到心肾两虚，用上补心、补肾的药。临床这一套单元组合的辨证分类法，用起来既准又快。我不保守，把我几十年辨证快而且实用的方法告诉大家。

这里做到两个精很关键：第一个，组合的单元要精，不能面面俱到。虚证的四类五位，实证的八邪主症，都必须要很精华。组合如果不确切，模棱两可，那么组合出来的证候肯定模糊不清，辨证就会失真、不准。第二个，选择的主症要精。主症必须坚持必备、专一、独有 3 个条件。假如主症是共有的几个证类都有的，那四诊辨证也会失真。虚证的四类五位和实证的八邪，选择主症都必须符合这 3 个条件，不符合一律不选。比如头晕，各类证候都可以有，那就不选；比如四肢麻木，各种证类都能有，也不能选。比如气短可以选作主症，是气虚必有的，如果心悸气短就是心气虚。这样组合出来的证类就特别精确，不会模糊，更不会交叉。

这样辨证我就讲明白了，虚证实证搞组合，无论临床多复杂，有一个算一个，实证虚证的交叉也算。第一步辨证准了，第二步论治巧了，怎么能没有疗效呢？而且这一套只要跟我学的都会有疗效。

第二章 论治精要

第一节 巧配法则

一、虚证补法六要

下面要讲的是虚证的补法六要，就是巧配。

1. 健脾不如补肾

这是一个提高疗效的关键。古人对补法有两大派：第一派主张健脾，代表人物是李东垣，著有《脾胃论》；第二派主张补肾，代表人物是赵献可，著有《医贯》。从我的临床体会来看，健脾不如补肾，为什么呢？健脾实质就是调补气血，补气养血。补气养血容易滞，虽然在讲补而不滞，但结果还是会影响脾胃，临床上非常多见，所以古人告诉我们要醒脾，来克服补药影响胃口的弊端。另外，脾为后天之本，脾胃的功能全靠先天肾阳的温养、蒸化，脾胃离不开肾。因此，健脾的办法会有弊端，不全面。而肾是先天之本，人生命的原动力，健脾离不开肾。补肾的办法没有副作用，只要加点泽泻就不会碍胃。人体成对的脏腑有 2对：一对是肺，左肺右肺一样，为华盖，司呼吸，通调水道；第二对就是肾，左肾右肾是水和火，张景岳反复讲，补肾要从阳求阴，从阴求阳。中医提高疗效的一个手段就是调肾的阴阳。肾强壮了，益火生土，脾胃也自然健康了，所以补法尽量不用健脾的办法，而是要用补肾的办法。

2. 补肾实为调肾

补肾用什么办法呢？补肾实际上是调肾的阴阳。调肾的方子主要是杞菊地黄汤，既包含了六味地黄汤，又加了枸杞子和白菊花，所以枸杞子、白菊花、生地黄、黄精、泽泻、牡丹皮这 6 味药是主要的。还可以加减：第一，既然调肾，就应该加几味温阳的药，常用的是淫羊藿和蛇床子，以阳中求阴；第二，如果是更年期、月经病，就改用二仙汤调肾。二仙汤里面不要用仙茅，因其温燥，而用淫羊藿、当归、补骨脂、蛇床子、知母和黄柏，再加上滋阴的药，以阴中求阳，多选用生杜仲、桑寄生、枸杞子。调肾，如果用了杞菊地黄汤效果不好，别丧失信心，可以改成二仙汤来调肾。相反，如果用了二仙汤效果不好，再倒回来用杞菊地黄汤。大家会发现，一个有效的方剂，在临床最多用 3 周，3 周以后就没效了。怎么办？中医有个法则叫守法，守着法则，法则不变，还是调肾，把杞菊地黄汤换成二仙汤，方剂在换，用药在换，分量在换，始终有效。

3. 宜用温润，慎用温燥，滋阴防腻

应当用温润，慎用温燥。肾阳不足就要温阳，但是温阳药有两类：一类温而燥，一类温而润。因为讲了肾为阴阳之脏，温燥的药对阳有好处，对阴可是有损害，所以一定要掌握用温润的药，慎用温燥的药。滋阴的时候要防腻，要少佐清养清降的药。蛇床子、菟丝子、补骨脂、肉苁蓉、巴戟肉、川续断这些都是温润药，调肾时可以大胆用，不伤阴，当然不要一次都用上，这次组方挑这味温阳药，下一次组方又换另一味温阳药，这不就是守法易药吗？就能不断提高疗效。

温燥的药有哪些呢？就是附片类、附子类，包括乌头、草乌、附子、肉桂、仙茅、阳起石、鹿茸、所有的鞭类。治疗男子的不育，不能只想到壮阳，现在临床大多数患有不育、性功能障碍，是湿热下注。第一，苔是腻的，第二，阴囊是潮湿的，所以不是阳虚。如果壮阳，吃鞭、吃阳起石，非但无效，反而有害。湿热应该用四妙丸，再加利湿的药。利湿药里最好的就是生薏苡仁，可以将四妙丸加减以后，把药煎出来，头煎、二煎放在一起，用这个药汁加生薏苡仁 90 g 煮成薏苡仁粥，如果水不够再加水，煮好分 2 次或 3 次喝，这样薏苡仁的用量可以加大，当然一定要用生薏苡仁，炒薏苡仁作用不好，生薏苡仁可以降血压、降血糖、利湿。这是湿热下注的不育，用四妙丸。还有一种，是肾亏，舌苔不腻，腰酸背痛，无精打采，这时也不用壮阳的药，更不用温燥的药，用家传的"十二子"，枸杞子、女贞子、菟丝子、补骨脂、蛇床子、覆盆子、茺蔚子、五味子、川楝子、炒橘核、金樱子，最后一味药是车前子。这个方子是我 1963 年毕业的时候，父亲给了我 46 个祖传特效方子的其中一则。其道理是如果什么办法都不行了，用这个方法壮阳，没有副作用，但有效。当然我现在改了，改了什么？一个就是车前子。车前子必须包煎，很麻烦，我就改成了车前草，里面包含了车前子，分量就是常规用量。另外一个就是炒橘核，炒橘核用 30 g，别的都用 10 g。有的时候必须要用温燥的药怎么办呢？第一，要先煎半小时；第二，就用反佐，温燥药里加知母、黄柏，减少燥性。阴虚的患者往往有虚火上炎，就是所谓的阴虚内热，少用苦寒的药，泻火药用久了虚火扰心，造成心烦不眠，这时可以加知母、炒酸枣仁；虚火射肺，咳痰带血，这时加藕节和茅根；相火上扰，有骨蒸盗汗，就选用银柴胡、地骨皮；肝阳上亢，眩晕、耳鸣，可以加白菊花和草决明；

肾虚劳热，咯血，可以选加仙鹤草和紫菀。调肾里面调阴虚的一定要注意虚火上炎，不能用苦寒泻火的药，根据不同的部位选加上述这些药。

4. 间治取效

直接治疗上文举了大量的例子，气虚的补气，血虚的养血，肾亏的，肾阳不足的温阳，肾阴不足的滋阴，这都是直接治疗。除了直接治疗以外，运用气血阴阳的关系、脏腑的关系和五行生克的关系来治疗，这就叫间接治疗。间接治疗有多种方法可以多个间接治疗方法同时用。比如利用土生金的关系，肺气虚的时候可以健脾，培土生金；同时根据土和火的关系，益火生土，用滋阴的药来培土，来生津。甭管几个方法，要想到间接治疗，这个效果就非常好。所以，临床补法不要一味地直接治疗，可以间接取效。

5. 补而不滞

补法最大的难题就是虚不受补。是虚补后产生了副作用，虚不受补，故一定要注意补而不滞。健脾补气补血的时候，要用开胃醒脾的药，主要是陈皮、木香、砂仁、生山楂、生鸡内金。鸡内金一定要用生的，量要大，用30g，可开胃增加食欲。还可以用生鸡内金加上木香，按3∶1的比例，鸡内金3份，木香1份，磨粉装入1号胶囊或0号胶囊，1号胶囊每粒0.3g，0号胶囊每粒0.5g，每天吃3g。胃口不开，舌苔腻的，可以配合温胆汤；舌苔不腻的，可以配合养胃汤，能明显帮助消化。肾亏尤其是需滋肾的时候，要防止恋湿，要用淡渗利水的药，使补而不滞，主要有泽兰、泽泻、生薏苡仁、茯苓和冬瓜皮，也可以用冬瓜仁。这里也有两味药，一味是生薏苡仁，另一味是冬瓜仁，按1∶1的比例磨粉装胶囊，一边调肾，一边吃这个胶囊，补而不滞。

6. 丸药缓图

最后一个就是丸药缓图。虚证很难治，且容易复发，所以治疗有效以后，不能马上停药，要有一个巩固阶段。巩固治疗有3个办法：第1个办法，用有效的方子磨粉，做成水丸或装在胶囊里，每天2次，每次2g，连服1～2个月。第2个方法，用现成的中成药，如健脾用香砂六君子汤，调肾用杞菊地黄丸，服1～2个月。第3个办法，是利用中医的胃气为本，三餐后马上吃保和丸，或者加味保和丸，水丸吃20粒。用这3个措施来巩固疗效，一般很少复发。

二、实证泻法六要

1. 先调中焦

胃气为本，需要开胃。苔腻的用温胆汤，4味主药：竹茹、枳壳、茯苓、陈皮。还有 4 味药不用：半夏能祛痰，但太燥；生姜虽然能祛痰，但也太燥；甘草、大枣非常滋腻，对痰浊不利。方中还要配伍：配伍开窍的石菖蒲、郁金；配伍清热的连翘、蒲公英；配伍醒脾的木香、砂仁；配伍开胃的焦三仙、生鸡内金。这是基本的胃气为本，先调中焦。

2. 给邪出路

实邪必须给邪出路，使邪能排出体外。有 4 条出路。

（1）通过汗出。发汗，从肌表出。比如用防风、桔梗、蝉蜕，发汗透表。当然要忌大汗，出汗多了会伤心阳和胃气。

（2）通过润肠缓泻从大便出。用全瓜蒌、草决明、白菊花和当归，但忌峻下，以防伤正。

（3）通过淡渗利尿从小便出。主要用车前草、泽泻、泽兰、石韦、生薏苡仁和冬瓜仁。

（4）通过凉血从营血出。主要用生地黄、牡丹皮、赤芍、生栀子，给邪出路。

4 条出路里面，最安全、出得最干净的就是利尿，而且不会伤正。

3. 疏通为宜

泻法一定要以疏通为宜，疏通有 4 个办法。

（1）透窍。用川芎和石菖蒲。

（2）理气。用柴胡和郁金。

（3）活血。用泽兰和王不留行。

（4）温通。用桂枝和花椒。

4. 重视反佐

因为祛邪药都比较烈性且有偏性，能祛邪，但往往也会带来副作用。为了防止偏差，纠正副作用，要用反佐。反佐分 2 类。

（1）寒性反佐。用温药的时候怕过头，就选用寒性的药反佐，可选用蒲公英、连翘、栀子、黄柏、白花蛇舌草，选 1～2 味药来用。

（2）热性反佐。用寒药的时候，怕太凉伤正，采取热性的药反佐，选加肉桂、高良姜、乌药、淫羊藿和鹿角霜。

5. 注意引经

攻邪加上引经是药到病除，提高疗效的关键，引经药分 2 类。

（1）分类引经，分部位引经。上面部位用小量的升麻、桑枝、葛根、柴胡、姜黄；下面部位用大量的川牛膝、木瓜、独活和车前草，加与不加引经药，疗效会大不一样。

（2）分脏引经。入心用炙远志和琥珀。琥珀是引经的好药，也是安神的好药，但现在都用琥珀粉，琥珀粉不溶于水，吃琥珀粉不要用水来调，要用蜂蜜来调，现在常装在胶囊里吞服。入脾用砂仁和干姜。入肺用橘红和桑白皮。入肝用薄荷和川楝子。入肾用黄柏和补骨脂。

6. 中病即止

一定要中病即止，不能长服、久服，尤其是用功防过厉之品。像半夏、厚朴的燥性，附子、肉桂的热性，龙胆草、白头翁的寒性，虫类药的毒性，都要注意中病即止，不能久用长服。

三、活用扶正祛邪

扶正祛邪法则活用的原则是：先祛邪后扶正，祛邪时防其伤正，扶正时防其恋邪。

扶正祛邪，是临床上最矛盾、最容易疏忽的一个法则。临床上最多见的就是虚实夹杂。那要怎么办呢？掌握一个原则就是先祛邪后扶正，祛邪时防伤正，扶正时防恋邪。比如治疗冠心病心绞痛，痛得厉害，而且发憋、发闷，同时心慌气短，腰酸背痛，再一看舌苔是腻的，脉是沉细的。这就矛盾了，既有痰浊，又有气虚和肾亏，虚实错杂。那怎么办呢？先祛邪，化痰浊，用温胆汤、二陈汤祛痰浊。但是在祛痰的过程中，不能加半夏、厚朴化痰浊，太燥会影响正气，痰化了再用补气、健脾、调肾的药，如香砂六君子汤、杞菊地黄汤来扶正，且扶正的时候不能用滋腻的药，比如熟地黄、麦冬、玉竹就不用，用后会恋邪，痰浊又起来了，这在临床是最多见的一个矛盾治法。先祛邪，祛完邪再扶正，这样才有效。如果既要祛邪又要扶正，肯定失败，这是我几十年的经验。原来我也想患者这么虚光祛痰行吗？故既用祛痰药又用扶正药，结果舌苔更腻了，效果不好。

四、重视升清降浊

要重视升清降浊。中医的升降理论是清要升，浊要降，升降出入是人体重要的生理功能，升降失调也是人体致病的重要病机。脾主要升清，胃主要降浊。升清才能运化，降浊才能纳谷，所以所有的病先调它的升降。升清用生黄芪、各种参类、白术、仙鹤草、升麻、柴胡、桔梗、蝉蜕、葛根、川芎。我反复讲，别一升清就 10 味药都用上，只用 1~2 味药来回换。降浊的药有苏子、杏仁、陈皮、竹茹、代赭石、灵磁石、珍珠母和旋覆花。升清降浊是论治巧配里一个很重要的方法。如高血压的患者，治疗很对症，证类分得也很准，痰瘀同治或调肾，同时要再加上升清降浊的药，痰瘀同治时可以加上柴胡、珍珠母，升清降浊，疗效就不一样。再如糖尿病患者，补气养阴的同时，再加上升清降浊的药，升清用葛根或仙鹤草，降浊用杏仁，降糖效果就不一样。所以辨证很准，论治很巧，再加上升清降浊会明显提高疗效。

五、肝脾制化乘侮

要注意肝和脾胃，即木和土的关系，这也是临床巧配的一个关键。一是肝气，二是脾胃，是临床所有病的根本和重要的病机。《黄帝内经》有"百病生于气"之说，李东垣认为脾胃是所有病的根源。如果肝胃不和，就用四逆散，主药是柴胡、枳壳、白芍、黄连、川芎、代赭石和莱菔子，这里我把四逆散变通了，不是原方的四逆散，里面加减了一些药来提高疗效。如果肝脾不调，则用逍遥散，用白术、茯苓健脾，当归、白芍柔肝，加上柴胡疏肝，薄荷引经，我把这个方子也加减变化了，我反复讲，方剂绝对不能死记硬背，原方照开不行。因为对于古方，时代不一样了，变化很大，如果死记方剂，肯定影响疗效，而是要掌握方义。比如四逆散、逍遥散，四逆散的方义是疏肝和胃，逍遥散的方义是疏肝健脾，掌握这个原则，灵活变化加减，再配合西医的药理，能提高疗效，这就是巧配。

六、祛风不忘和胃

中医讲风为百病之长，什么病都离不开风。当然风有外风、内风，无论外风和内风，巧配的一个办法就是和胃。当然古人还有养血祛风、平肝息风，但都不如和胃。怎么和胃呢？就是别忘了加上和胃的药，如二陈汤和木香、砂仁。我经常碰到患荨麻疹的患者，这个病很难治，反复性很大，大家一般会想到和血息风。我用和胃的办法来治疗，用莱菔子、炒葶苈子、地肤子、蛇床子、石菖蒲、郁金、制大黄、牡丹皮、赤芍、茯苓、陈皮、丹参、紫草，这对荨麻疹比单纯养血息风效果要好，而且一般不会复发。患了荨麻疹不要吃发物，用这个方子，好了一般不会复发。这方子里面，大部分药都在和胃，莱菔子、茯苓、陈皮、石菖蒲、郁金都是和胃的药。另外，出现表证的时候，用解表加和胃的药，用茯苓、陈皮、姜半夏。出现内风的时候，也加和胃的药，用木香、砂仁、炒苍术，这样祛风的效力大，效果好。

七、心肾对立统一

心和肾对立统一，这是巧配里的一个高招。心主火，肾主水，心阳下降，才能滋润肾水；肾水上润，才能平息心火。因此，在临床遇到各种病都要想到心和肾的不交，采取交通心肾的方法治疗，加交泰丸，黄连 10g，肉桂 3g，按 3∶1 的比例，这也是增效的一个巧配。

八、论治宜活

最后总结一下，就是论治要灵活。外感病的治法有 4 则，内伤病的治法有 2 则。

外感病有 4 个灵活治法。

1. 原则要活

风寒表证用辛温解表法，选用荆防败毒散；风热表证用辛凉解表法，选用桑菊饮和银翘散。

2. 要注意透表

根据辨证选用川芎、桔梗、蝉蜕、桑白皮、芦根。就是在辛凉解表、辛温解表时要适宜加 1~2 味透表的药来提高疗效。

3. 要重视分利

就是利尿和润肠。主要加车前草、泽兰利尿，草决明、全瓜蒌润肠。

4. 要强调扶正

要选加生黄芪、白扁豆、仙鹤草，扶正祛邪。

中医治病，一类是外感实病，一类是内伤杂病。对外感实病这 4 个灵活治法是关键，用活了就有效。

内伤病有 2 个灵活治法。

5. 虚证补脾不如调肾

对于虚证补脾不如调肾，用杞菊地黄汤。主要有 7 味药：白菊花、枸杞子、生地黄、黄精、生杜仲、桑寄生、蛇床子。

6. 实证要痰瘀同治

对于实证要痰瘀同治，温胆汤为主方。主药：竹茹、枳壳、茯苓、陈皮、石菖蒲、郁金、莱菔子、丹参，丹参要用 30g。

学中医很难，我就给简化了。内伤病的虚证、实证怎么分？以舌为准。但见一症便是，他症不必悉具。见苔腻的痰瘀同治，苔薄的调肾。外感病分清风寒和风热，用透表、分利、扶正。记住这一步，然后再配合西医的药理，一般临床70%~80%的患者会有效。

第二节 补虚36则

论治是辨证的归宿，治病的终端。由3个层次组成：最高层次是基本原则，又称"治则"，对于临床治疗有指导意义，择其要有8个治则，即早期治疗、治病求本、轻重缓急、扶正祛邪、因势利导、以平为期、三因制宜、配以调护；中间层次是汗、吐、下、和、温、清、补、消8个治疗大法；最低层次是具体的治法，有36则补虚法和45则泻实法，如解表发汗法、清热泻火法、调和肝脾法、补气温阳法、滋阴养血法。治疗大法和具体治法，统称治法。

论治必须要注意这3个层次，尤其是补虚的36个治法和泻实的45个治法，这是常规疗法。先讲常规疗法，然后再讲巧配。中医治病用好常规疗法一般会有疗效。当然，为了提高疗效，必须还要辅助巧配。

虚证是临床多见的一个证。内伤杂病，虚证占十之八九。《黄帝内经》讲："虚者补之。"虚证要补，补法共有36种。

一、补气法

1. 单纯补气法

气虚证以补气法直接治疗。什么是气虚证？辨证的时候已经讲过，舌质淡，苔薄白，脉沉细，加1个主症气短。治疗气虚证的方子就是四君子汤。

四君子汤（人参、白术、茯苓、炙甘草）里面主药就是参。参类，对气虚是好药，但要注意最好不用人参，更不用红参，因为这两味药虽然补气，但药性很热。现代人上火的很多，气补上来了，火也上来了，副作用大，所以最好用西洋参。西洋参补气不上火，就是贵一点，经济条件差的患者，可以用党参或太子参，当然量一定要大些，至少用15g。气虚如果用了补气药，用了四君子汤，却无效，这在临床很常见，此时要注意两个问题：一是巧配，二是用特殊药。仙鹤草属于特殊药，内科大夫都知道仙鹤草止血，实际上仙鹤草也是补气的好药。另一味特殊药是扁豆衣，用5g，也可以用10~15g白扁豆来代替。还有棉花根，这个中药书里没有，是治疗崩漏的一味常规草药，用30g。补气时参类是主药，后面3味是特殊用药。临床要千方百计取得疗效，采取各种措施，但不能着急，不能所有补气药一下全用。另外，中药方子很奇妙，同样一个方子改一味药的剂量，效果不一样；加 1 味药、减 1 味药，效果不一样，这个在临床上很多见。比如有位老先生，2 次脑梗死，半身不遂，腿脚不灵活。书上讲用什么方子？王清任《医林改错》的"补阳还五汤"。当然对这位老先生我没用补阳还五汤，为什么？因为他舌苔腻。苔腻就用温胆汤祛痰，祛痰药里加化瘀药，痰瘀同治；舌苔净，完全可以用补阳还五汤。许多学生用了补阳还五汤，说："老师，不行，效果不好。"我一看，没有到位。为什么没有到位？补阳还五汤的重点就是补气活血，补气的重点药是黄芪，生黄芪用了 30g，认为这个量到位了。我一号这个患者的脉，特别沉细，非但气短，而且乏力，气虚比较重。我用黄芪到 90g，并且 1 味补气药不够，再加党参 30g，总共 120g 的补气药，吃了 7 剂药，就见效了。所以对气虚的患者别着急，这 3 味特殊药加 1 味或 2 味，看看效果如何。效果不行，再用我巧配的办法，用 1 个或 2 个，这么一步步来，总是会有效果的。千方百计想办法，患者就踏实了。

现在重点要说的就是癌症患者。我治了一个北京的个体户，36 岁，尿血，无痛性尿血，1 个月止不住。通过朋友介绍来找我看病，我给他开了一个方子，基本方就是滋肾通关方，知母、黄柏和肉桂，加上止血药。止血药用白茅根 30g，芦根 30g，再加上三七粉和琥珀粉。但是这老板有钱，1 剂药才 10 元钱，估计他不会相信疗效，我又加了犀牛角（水牛角代）粉 1g，人工牛黄粉 1g。我跟他说了一句话："刘老板，我给你开 7 剂药，这 7 剂药止不住你的尿血，我一生不行医了，干别的去。"他听了特别放心，吃了 3 剂药，尿血止住了！为什么？一边靠我的药，一边靠意疗，让他没有退路，绝对增加信心。之后让其巩固 1 个月。1 个月以后，他告诉我他还患有胃溃疡，胃切了五分之四，每天只能吃酱油煮点白菜或豆腐。我说："刘总，你赶紧说呀，治胃中医特别有效，我给你开胃口。"最后我给他开了 1 个月的药，用的什么？就是温胆汤加蒲公英，吃了 1 个月，胃口大开。所以遇见癌症患者必须果断，不让他有退路，不让他有想法，能提高疗效。

2. 益气升提法

气虚下陷用益气升提法。什么叫下陷？中医讲的下陷有两种：第一种就是慢性腹泻，泻得厉害；第二种就是内脏下垂，胃下垂、子宫下垂。气虚证加上这两种下陷，就要用益气升提法。方子就是《脾胃论》的补中益气汤。

补中益气汤的组成：生黄芪、甘草、人参、当归身、橘皮、升麻、柴胡、白术。补中益气汤的主药就是生黄芪，既能补气又能升提，另外配个升提的药就是升麻。而且一定要想到补中益气汤的巧妙在于养血补气，血为气之母。补中益气汤主要的药就是生黄芪、升麻和当归身。方剂是个样板，告诉你怎么组方，中药是个基础，所以我告诉你们这个主药。补中益气汤治疗肺结核效果好，肺结核空洞的患者，用补中益气汤就是培土生金，这个时候升提不要用升麻，而是用桔梗，桔梗抗结核，桔梗也升提，这就是灵活使用。我不反对现代的药理，但我反对不搞辨证专讲药理，很影响疗效；在辨证的基础上结合药理用药，肯定能提高疗效，这也是中西医配合的一个窍门。

举个我自身的例子，20多年前，我患了胃下垂，最后用补中益气汤治好了。我治胃下垂时升提药改成了什么呢？改成了柴胡，又加了枳壳、金樱子，枳壳对补气升提影响不大，但枳壳行气，不破气。枳壳还有什么好处呢？收缩平滑肌，它的药理作用是收缩平滑肌。平滑肌一收缩，对胃脾肾有好处。为什么用柴胡呢？柴胡本身有升提作用，用柴胡也是考虑木和土的关系，病在胃，治在肝。为什么用金樱子呢？是考虑肾和土的关系，益火生土，金樱子也能收缩平滑肌。我胃下垂2cm，用这个方子吃了不到2个月就好了。这就是用中医的理论，看准了补气升提，间接治疗，配合中药的药理，疗效提高了。所以益气升提法是一个很好的方法，包括治疗慢性腹泻，升提用柴胡，也可以用葛根；益火生土用生杜仲，这时生杜仲可以改为炒杜仲，既能益火生土，又能收敛。

3. 益气固表法

用于表虚证。表虚实际上就是气虚，但它不在里，在表，所以舌苔薄白，但脉是浮的，脉浮细，患者也气短。表虚一定要加2个主症，一是出汗多，二是怕风，即汗出怕风。方子就是玉屏风散。

玉屏风散的组成：生黄芪、白术、防风。玉屏风散中主药就是生黄芪，生黄芪、白术的量可以大，但防风就用5g。还一定要加2个主药：一个是浮小麦，30g；另一个是生牡蛎，30g，用于收敛。不要用煅牡蛎，煅牡蛎只有收敛作用，生牡蛎还有软坚作用，煅牡蛎会把表邪收敛在里。假如患者失眠，可将生牡蛎换成生龙骨。

4. 补益心脾法

用于心脾两虚。辨证是心气虚、脾气虚，脾统血，也就是气血两虚。气虚的症状加血虚的症状就是心脾两虚了。方子是归脾汤。

归脾汤的组成：白术、茯神、生黄芪、龙眼肉、炒酸枣仁、人参、木香、甘草、当归、远志、生姜、大枣。归脾汤里面的主药：补气的主药是生黄芪，养血的主药是当归。方中的炒酸枣仁既能安神又能养心，炒酸枣仁要用30g，量要大。还一定要加鸡血藤，鸡血藤和血养血，是治疗心脾两虚的好药。心脾两虚在临床上很多见，尤其是神经衰弱，首先想到用归脾汤。但我要提醒大家，一定要看舌苔，舌苔腻的用了归脾汤就更麻烦。可以有气虚的症状，也可以有血虚的症状，但只要出现舌苔腻，就不能用归脾汤，一用病情就重，一定要先用温胆汤，等舌苔退了再换成归脾汤，这样才会有效。

5. 补气摄血法

用于气虚出血，各种部位的出血加上气虚，气虚的辨证就不重复了。方子要用当归补血汤。

当归补血汤的组成：生黄芪、当归。这是一个很简单的方子，但非常有效。同时，要加仙鹤草：第一，仙鹤草补气，配合生黄芪增加疗效；第二，仙鹤草止血。还要加30g的生牡蛎，软坚收敛止血；另外，生牡蛎含钙离子，西医强调止血要补钙，这个既符合辨证，又符合药理。还一定要加三七粉，三七粉冲服3～6g，三七粉的特点是止血又和血。江南名医唐容川指出要止血活血，三七粉特别关键，既把血止住又能把血块吸收。

6. 补气固脱法

用补气固脱法一般说明病情比较重，多是大出血，如功能性出血或者手术后出血，大出血以后，气随血脱。气虚并且很虚弱，一定要补气固脱，用《伤寒论》的独参汤。要用人参浓煎兑服。这时如果患者昏迷，可以鼻饲，最好还是用灌肠的方法。因为药物吸收部位就在乙状结肠，灌肠可以使药物直接到达这个部位，不再通过胃，比鼻饲的吸收率更高。所以针对危急患者，插个15cm的肛管，就到了乙状结肠。这样直接把独参汤灌进去，吸收快，效果好。但要注意，独参汤里面人参用量一定要大，要用100～300g。我在急诊科工作了7年，这个量也是从临床慢慢总结出来的，许多患者用30g、50g不起作用，后来白人参用到100g效果不错，而且量越大效果越好，起到立竿见影的效果，血止住了，血压回升了。用到300g以上行不行，说实话，我没试过，最大量我用到300g。大家也可以临床发挥，假如用到500g效果更好，那就是你的经验，发展了我的思路。大家要创新，但一定要在中医理论指导下，离开中医理论胡思乱想，非但没有效，还容易出问题。我出奇制胜，用了许多奇药，但必须要保证安全。1963年我刚毕业，在北京顺义，见到有的老中医治偏头痛，用100条蜈蚣、100条全蝎，立竿见影，我也学了，但用了不到半年就不敢用了，用药安全第一。

7. 补心安神法

补心安神法主要用于心气不足，心气虚。除气短外，还有心悸或心痛。方子用《证治准绳》的养心汤。

养心汤的组成：生黄芪、白茯苓、茯神、当归、川芎、炙甘草、半夏曲、柏子仁、炒酸枣仁、远志、五味子、人参、肉桂、生姜、大枣。

养心汤离不开当归和黄芪，要生黄芪来补气，用当归来养血，气血同治。但方中1味重要的药是茯苓，养心汤不能离开茯苓。茯苓的好处，第一健脾补气，第二宁神安神。当然以前讲的都是用茯神，抱木茯神，现在少了，基本都用茯苓代替。还有1味药是柏子仁，柏子仁是治心悸的一味好药。许多同仁问我如何治心律不齐，主要有6味有效中药：生黄芪、党参、丹参、苦参、川芎、石韦。

8. 补气行血法

这个方法多用于治疗心血管病，首先活血化瘀，其次补气化瘀，最后补气活血，就是用于气虚血瘀证。当然有气虚的症状，还有血瘀的症状。方子是补阳还五汤。

补阳还五汤的组成：当归尾、川芎、生黄芪、桃仁、地龙、赤芍、红花、桂枝。第一，重用生黄芪，补气可用到90g；第二，别忘了养血，可用当归和生地黄。化瘀的药主要靠地龙，透络化瘀，还有个很重要的药就是赤芍。虫类药是中药的一个特点，透络、化瘀力量比较大，对症了疗效特别明显。应用虫类药的祖师爷就是清代的王清任，近代用得好的就是国医大师——南通的朱良春，他专门写了一本书叫《虫类药的应用》。虫类药是好药，但一定要考虑毒性，上文我讲的蝎子、蜈蚣尽量不用，虽然有效但也有毒性。我一般会用地龙、土鳖虫、僵蚕、水蛭、蝉蜕等既不会产生过敏又很安全的虫类药。水蛭的作用我讲过，大家都认为有毒，实际上我们通过实验和临床观察发现水蛭没有毒，可以用，最多是破血。这5个虫类药非常安全，非常有效，尽可以使用。同时方中一定要再加1味温通药主要用桂枝。

9. 补益心肺法

补益心肺法用于心气虚和肺气虚，气虚的前提下，加心的主症，心悸；加肺的主症，咳喘。用于心肺两虚，或叫心肺气虚。方子是保元汤。

保元汤的组成：人参、生黄芪、肉桂、甘草、生姜、北沙参、麦冬、仙鹤草、百合。方中的主药，心的主药是黄芪，肺的主药是北沙参，这两味药必用。方中一定要加麦冬，过去对麦冬的认识，认为它是养阴，我们通过临床观察和实验发现，麦冬是味补心气的良药，不但养阴，而且补气。因为气和阴密切相关，心肺气虚的时候别忘了加麦冬。还有1味药是仙鹤草，对于很多冠心病心气虚证，仙鹤草是补心气的良药。另外，补肺别忘了用百合。

10. 补肺健脾法

用于脾肺气虚证，方子是《医学正传》的六君子汤。

六君子汤的组成：人参、炙甘草、茯苓、白术、陈皮、制半夏、白扁豆、仙鹤草、紫菀。健脾的药主要是人参和白术，加上白扁豆；补肺的药主要是仙鹤草，既补肺又补脾；还要加紫菀。

二、养血法

1. 单纯养血法

血虚证用养血法，方子是《太平惠民和剂局方》的四物汤。

四物汤的组成：当归、白芍、川芎、生地黄、黄芪、仙鹤草。因熟地黄滋腻碍胃，原方熟地黄改为生地黄。方中重点的药是生地黄和白芍。因为气和血的关系，一定要加补气药。补气药就用黄芪和仙鹤草。

2. 养血安神法

主要用于心血不足证。血虚加上心悸的症状。因为心主神明，这样的患者肯定失眠，方子就用《金匮要略》的酸枣仁汤。

酸枣仁汤的组成：炒酸枣仁、知母、川芎、茯苓、甘草、生地黄、鸡血藤、首乌藤。养心血用生地黄和鸡血藤，安神用炒酸枣仁和首乌藤，量要大，都要用30g。

3. 气血双补法

用于气虚证和血虚证，主要的方子是《正体类要》的八珍汤。

八珍汤的组成：人参、茯苓、白术、甘草、当归、白芍、川芎、生地黄、生姜、大枣、生黄芪、生杜仲、黄精。补气用生黄芪和白术，养血用生地黄和白芍，又补气又养血。还一定要用1味关键药生杜仲，杜仲一定要用生的，通过调肾来补气养血。还要用黄精，因为黄精能养肝、脾、肾阴。气血和阴关系密切，补气养血时不滋阴效果就差，而且黄精可以补3个脏的阴和气，所以要加黄精。

4. 增液生津法

用于津液亏损证，也就是凉燥和温燥。用的方子是《温病条辨》的增液汤。

增液汤的组成：生地黄、玄参、麦冬、黄精、芦根。要用增液汤必须得用原方的全方，生地黄、玄参、麦冬，因为是全身的、五脏的阴液亏损，所以3味药必须全用。尤其是玄参，对鼻干、咽干、口干是味好药。还一定要加两味药：一味药是黄精，既增液养阴，又能补气；另一味药是芦根，增液且不滋腻，是味好药。

5. 滋阴安神法

用于心阴亏损证，就是阴虚加上心悸。主方用《摄生秘剖》的天王补心丹。

天王补心丹的组成：人参、玄参、丹参、茯苓、五味子、远志、桔梗、当归身、天冬、柏子仁、酸枣仁、生地黄、辰砂。主要的药是生地黄和天冬。不用麦冬，用天冬，因为心和肾的关系密切，心肾相交，所以用天冬来养肾阴，从而维持心阴。远志必须用炙的，因为有毛，生远志吃了呛嗓子，炙后就不会了，像枇杷叶一样，生的枇杷叶有小毛，需要用炙枇杷叶。要加茯苓，既能安神，又能健脾。

6. 滋阴润肺法

用于肺肾阴虚证，就是阴虚加肺、肾的症状。主方是《慎斋遗书》的百合固金汤。

百合固金汤的组成：百合、熟地黄、生地黄、当归身、白芍、甘草、桔梗、玄参、贝母、麦冬、生杜仲、桑寄生。生地黄、麦冬、百合这 3 味药为主要的药。第 1 点，方中一定要加当归和白芍，就是考虑肝和肺的关系，通过柔肝来润肺。第 2 点，一定要加生杜仲、桑寄生，就是从阳求阴，生杜仲、桑寄生阴阳双补。古人组方有很多巧配，这也是其中巧配的例子。病在肺，治在肝；病在肾阴不足，治在温肾阳。但这种情况因肺阴虚，肾阴也虚，从阳求阴绝对不能用太多的温阳药，而是要用平稳的药，又能滋阴，又能温阳，用生杜仲和桑寄生，其他温阳药如淫羊藿、补骨脂、蛇床子比较温热，对养阴没有好处，所以要避免。

7. 清肺润燥法

用于燥邪犯肺证，阴虚症状加干咳、口鼻干和喘促。主方是清燥救肺汤。

清燥救肺汤的组成：桑叶、石膏、杏仁、甘草、麦冬、人参、阿胶、炒胡麻仁、炙枇杷叶、北沙参、知母。方中主要的药就是北沙参、麦冬、知母。要加特殊的药阿胶，阿胶要烊化，用起来比较麻烦，所以临床上我喜欢用阿胶珠，就是阿胶加蛤壳粉一起炒成圆球，不用烊化，直接放在汤剂里面煎就可以，而且蛤壳对肺阴不足、肺燥也有好处。另外，还应该加炙枇杷叶。

8. 滋养胃阴法

用于肝胃阴液不足证，胃阴不足和胃火是一回事，胃火一定有胃阴不足，胃阴不足必定有胃火，主要是指主证一样。主方为《温病条辨》的养胃汤。

养胃汤的组成：沙参、麦冬、生地黄、玉竹、知母、生薏苡仁、乌梅、芦根、黄精、蒲公英。主药是生地黄、黄精、芦根。一定要加蒲公英祛火；另外要加乌梅。许多胃炎的患者，纳呆，舌苔不腻，要用这个方法。养胃汤既养胃阴又清胃火，方中一定要加黄精和乌梅。

9. 滋补肝血法

治疗肝血虚证，首先有血虚的症状，其次病位在肝。主方为《医宗金鉴》的补肝汤。

补肝汤的组成：当归、白芍、川芎、生地黄、炒酸枣仁、木瓜、炙甘草、白菊花、生草决明、仙鹤草。补肝汤用来柔肝，所以必须用当归和白芍。肝血不足，一定会肝阳上亢，所以一定要加白菊花和生草决明，生草决明用 30g。为了增加养血的作用，还要加仙鹤草和生地黄。

10. 滋阴潜阳法

用于肝肾阴亏证，也就是阴虚加上肝、肾症状。主方用《医级》的杞菊地黄丸，这是个名方，调肾主方就是杞菊地黄汤。

杞菊地黄汤的组成：枸杞子、白菊花、生地黄、山萸肉、山药、泽泻、牡丹皮、茯苓、天麻、川牛膝。方中有 4 味主药：枸杞子、白菊花、生地黄、山萸肉。山萸肉能养肝肾之阴，但比较贵，我把它换成了黄精，黄精非但养肝肾之阴，而且能养脾阴，还可健脾补气，作用更全面。这个组方既滋阴又潜阳，还一定要加潜阳的天麻和川牛膝。

11. 滋阴降火法

用于阴虚火旺证，就是阴虚的症状加上火旺。主方为《医宗金鉴》的知柏地黄汤。

知柏地黄汤的组成：知母、黄柏、生地黄、山萸肉、山药、茯苓、牡丹皮、泽泻、银柴胡、生栀子。知母、黄柏、生地黄是主药。知母、黄柏降相火，治疗阴虚不在于滋阴，而在于降相火，降相火就起到了滋阴的作用，这是知柏地黄汤配伍最巧妙的地方。还要加降火的药，主要是银柴胡，银柴胡甘平；再加生栀子，也是清热降火的作用。

12. 滋补肾阴法

用于肾阴虚证，就是阴虚加上肾的症状。主方为《小儿药证直诀》的六味地黄汤。

六味地黄汤的组成：熟地黄、山药、茯苓、牡丹皮、泽泻、山萸肉、生杜仲、桑寄生。六味地黄汤的这 6 味药都要用，因为古人配六味地黄汤三补三泻，很有道理，补的时候，一定要补而不滞。中焦脾胃补血补气一定要补而不滞，就用醒脾；肾的补而不滞就要淡渗利水，主要用泽泻。另外为什么用牡丹皮？阴虚的患者往往有火，也就是阴虚内热，所以用牡丹皮来清火。当然山萸肉可以换成黄精。三个补，三个泻都不要动，但凡是补肾法一定要阴阳平衡，所以我把补肾改成了调肾，肾不在于补，在于调，调肾的阴阳，六味地黄汤一定要加生杜仲和桑寄生，从阳求阴。实际上应用六味地黄汤不如杞菊地黄汤，因为杞菊地黄汤是在六味地黄汤的基础上加了枸杞子和菊花，这样降火平肝的作用更大了。

13. 交通心肾法

心肾不交，第一是心火，有心火的主症；第二是肾阴不足，有肾虚症状。心火要靠肾水来滋养，肾水要靠心火来调摄，如果肾水不足，心火下不来而上炎，就导致了心肾不交。主方为《韩氏医通》的交泰丸。

交泰丸的组成：黄连、肉桂、炒酸枣仁、首乌藤、麦冬。黄连3份，肉桂1份，这个方子可以做成中成药，磨粉装在胶囊里。但是交通心肾，只有黄连、肉桂还不够，还要加3味药，炒酸枣仁、首乌藤、麦冬。麦冬是味好药，千万别局限在肺、局限在肾，麦冬对心、胃、脾、肝都有好的作用。

14. 补肾益精法

用于肾精亏虚证，肾精亏虚比肾阴不足更严重。肾精亏虚有两个症状：一个是潮热，另外一个是形瘦劳损，很明显的消瘦加上劳倦。主方用《医方集解》的河车大造丸。

河车大造丸的组成：紫河车、党参、熟地黄、杜仲、天冬、麦冬、龟甲、黄柏、茯苓、川牛膝。除了上面讲的滋肾阴的药外，方中主要有3味药，龟甲、天冬、紫河车。紫河车就是胎盘，用紫河车一定要用母体比较健康且未被乙肝病毒感染的胎盘。把紫河车洗干净之后，放在烤箱里面，用100℃烤15分钟，然后磨粉，装胶囊里面吞服，每天3g，分2次服。如果没有胶囊，就用新鲜的馒头皮，把紫河车包在里面，像黄豆那么大，吞服即可。

15. 补肾固摄法

用于肾虚再加上4个症状，就是遗精、早泄、遗尿和多汗，即肾精不摄。主方为《平氏济生方》的秘精丸。

秘精丸的组成：菟丝子、生牡蛎、韭子、生龙骨、五味子、白茯苓、桑螵蛸、赤石脂。另外我根据自己临证，又加了补骨脂、芡实、五倍子。方中主药是菟丝子、补骨脂、生牡蛎、芡实。当然一定要加五味子、五倍子。假如遗尿的患者还要加利尿药，通因通用，利尿药主要是白花蛇舌草和泽兰。

16. 补益肺肾法

用于补益肺和肾，也就是气虚加肺和肾的症状。主方用《医宗己任编》的都气丸，或叫七味都气丸。

都气丸的组成：生地黄、山萸肉、山药、茯苓、泽泻、牡丹皮、五味子、黄精。方中主要的药是生地黄、黄精、泽泻、五味子。当然还可加百合、芦根。百合润肺，气虚和阴虚互根，除补肺气以外，还要加百合润肺。另外还可以加黄芩，肺气不足，一般有火，用黄芩清肺火。

三、温阳法

1. 温经活血法

用于寒邪客于血脉，苔薄白，舌质淡，脉沉细迟。主要症状是腹痛腹凉，经少经闭，这是寒客于血脉的主证。主方用《金匮要略》的温经汤。

温经汤的组成：吴茱萸、当归、芍药、川芎、人参、桂枝、阿胶、牡丹皮、炮姜、甘草、半夏、麦冬、艾叶、生山楂、丹参。方中主药是桂枝、当归、炮姜、艾叶，而且一定要加生山楂，加强活络的作用，生山楂可用 15～30g。还要用丹参，用 30g，它代替了四物汤。

2. 回阳救逆法

阳脱就是阳虚的症状再加四肢厥冷。阳虚四肢厥冷是危证！阳脱即《伤寒论》的亡阳证。这个就要用参附汤，就是独参汤加制附片。独参汤用 100～300g，制附片用 15～30g，且里面一定要加五味子。五味子收敛，把脱的阳气收回来，既温阳救逆又收敛，五味子是常规用量。这个方子可以浓煎灌肠。

3. 温运脾阳法

用于脾阳不振，脾阳虚，定位在脾。主方用《伤寒论》的理中汤。理中汤的组成：人参、白术、干姜、炙甘草。临证加减：理中汤中，甘草不用，干姜用量要小，用 5g，还要加两味药，一味是白扁豆，一味是乌药。

4. 温补脾肾法

用于脾肾阳虚证。主方用《太平惠民和剂局方》的附子理中汤。

附子理中汤的组成：炮附片、人参、白术、炮姜、炙甘草。要注意，用附片一定要先煎半小时。如果不用附片，可以用 5g 淫羊藿和 10g 补骨脂代替。附子理中汤中把甘草去掉，还要加白扁豆。

5. 温脾行水法

用于脾肾阳虚证，加上浮肿，不但要温脾，而且要行气。主方用《严氏济生方》的实脾饮。

实脾饮的组成：附片、干姜、白术、甘草、厚朴、木香、草果仁、槟榔、茯苓、木瓜、生姜、大枣、大腹皮、泽兰、车前草。当然方中的附片，也可以用淫羊藿、补骨脂替换。行水的药要加大腹皮、泽兰、车前草3味。车前草包含了车前子，用全草，用量要大，要用30g。

6. 温阳化水法

用于心肾阳虚证，阳虚定位在心、肾，还有一个症状就是肢体浮肿。主方用《伤寒论》的真武汤。

真武汤的组成：茯苓、白芍、白术、生姜、炮附子、桂枝、葶苈子。方中的附子、白术、白芍、桂枝是主要的药。白芍柔肝，这是考虑木和土的关系；桂枝温通，温阳不通不行，故加个温通的药。再加一味治下肢水肿的好药，葶苈子。葶苈子不但能退肢体的浮肿，甚至腹水也能退。用葶苈子要掌握便溏用炒葶苈子，大便正常用生葶苈子，便秘用生葶苈子。

7. 温补肾阳法

用于阳虚证，肾阳不足。主方用《金匮要略》的金匮肾气丸。

金匮肾气丸的组成：桂枝、附子、熟地黄、山萸肉、山药、茯苓、牡丹皮、泽泻、淫羊藿、女贞子。金匮肾气丸中，附子不能常用，原方中的肉桂尽量少用，改成桂枝。桂枝和肉桂一样能温阳，而且能温通。这个方子要加两味药，一是淫羊藿，来增加温阳的作用；二是女贞子，从阴求阳。

8. 补肾纳气法

用于肾不纳气，肾阳不足，再加上喘息。主方用《严氏济生方》的人参胡桃汤。

人参胡桃汤的组成：人参、胡桃、生姜、补骨脂、肉苁蓉、巴戟肉、紫菀、川牛膝。方中人参、补骨脂、胡桃是3个主药。必须要加上肉苁蓉和巴戟肉，加上紫菀和川牛膝，川牛膝要用15g。这个方子平喘，指没有痰的喘可用这个方子，尤其是中老年人咳喘不止，没有痰，完全可以用这个方子。还有一个办法可平喘，用蛤蚧磨粉，装在胶囊里，每天吞服3g，用补骨脂和肉苁蓉煮水送服蛤蚧胶囊，这方子也非常有效。

9. 暖肝散寒法

用于两胁、小腹寒痛。主方用《景岳全书》的暖肝煎。

暖肝煎的组成：肉桂、小茴香、茯苓、乌药、枸杞子、当归、沉香、生姜，还可以在临证中加入炒橘核、白芍。方中主要的药是小茴香、炒橘核。炒橘核一定要重用，用到30g。一定要加上乌药，再加上柔肝的当归和白芍。

10. 疏肝健脾法

用于肝火加脾虚，抑木扶土。主方用《太平惠民和剂局方》的逍遥散。

逍遥散的组成：当归、白芍、柴胡、白术、茯苓、甘草、生姜、薄荷。逍遥散由两部分组成：一是抑木，离不开当归和白芍，抑木里面关键的药用了柴胡，所以抑木用当归、白芍、柴胡；二是扶土，用了白术、茯苓；还加了引经药薄荷。

第三节 泻实 45 则

泻实有 45 则。《黄帝内经》有"实则泻之"，治疗实证总的原则要泻。

一、汗法

1. 辛温解表法

汗法里第一个就是辛温解表法，用于风寒表证，主方是荆防败毒散。原来辛温解表的主方是麻黄汤，由于麻黄有副作用，易升高血压、抑制心脏，所以就改成了荆防败毒散。方子组成：荆芥穗、防风、羌活、独活、柴胡、前胡、川芎、枳壳、茯苓、桔梗、甘草。方出自《外科理例》。主要的药是荆芥穗，发汗力量大，解表作用好。主药用荆芥穗、防风，另外一定要加羌活、川芎、桔梗、柴胡。

2. 辛凉解表法

用于风热表证，主方是银翘散。方子组成：金银花、连翘、豆豉、牛蒡子、薄荷、荆芥穗、桔梗、甘草、鲜芦根、竹叶、菊花。方出自《温病条辨》。银翘散里面除了用金银花、芦根、薄荷这 3 味主药，还要加菊花和牛蒡子。

3. 滋阴解表法

用于阴虚表证，主要症状是口渴和咳嗽、咽干，主方是加减葳蕤汤。方子组成：生葳蕤、生葱白、桔梗、东白薇、淡豆豉、苏薄荷、炙甘草、红枣、芦根。方出自《通俗伤寒论》。主药是葳蕤、芦根、白薇，还要加薄荷。

4. 益气解表法

用于气虚表证，临床表现为表证的症状加气短，主方是参苏饮。方子组成：紫苏叶、干葛根、半夏、前胡、党参、茯苓、枳壳、桔梗、陈皮、木香、甘草。方出自《太平惠民和剂局方》。组方特点：既用党参，又用紫苏叶，还要加葛根、前胡。这个方子给我们的启发是治疗外感病一定要扶正祛邪。尤其是反复发热，或中老年人外感，如果不加扶正的药，效果就不好，所以古人用党参，还可以换成生黄芪，又扶正又固表。

5. 祛痰解表法

用于痰凝表证，主要症状是身重、肢困，主方是小青龙汤。方子组成：麻黄、桂枝、白芍、干姜、细辛、半夏、五味子、甘草。方出自《伤寒论》。主药是桂枝、白芍、细辛，麻黄还是由荆芥穗来代替。

6. 清热解表法

用于外有风寒，内有肺热，也就是俗话说的"寒包火"。既要清热，又要解表，主方是麻杏石甘汤。方子组成：麻黄、石膏、杏仁、甘草、桑白皮、葶苈子。方出自《伤寒论》。方中一定要加桑白皮和葶苈子。方中不用麻黄、甘草，麻黄可改成荆芥穗。

7. 通下解表法

用于风热里实证，主方是防风通圣散。方子组成：防风、荆芥、麻黄、连翘、薄荷、当归、川芎、白芍、白术、生栀子、大黄、芒硝、石膏、黄芩、桔梗、甘草、滑石、草决明、全瓜蒌。方出自《黄帝素问宣明论方》。方中既用防风和荆芥，又用石膏和生栀子，还要加草决明和全瓜蒌。

8. 祛暑解表法

用于暑湿表证，主方是藿香正气散。方子组成：藿香、紫苏、白芷、桔梗、白术、厚朴、半夏曲、大腹皮、茯苓、橘皮、甘草、生姜、大枣、青蒿、生薏苡仁、杏仁、砂仁。方出自《太平惠民和剂局方》。以藿香和二陈汤为主药，一定要加青蒿、生薏苡仁、杏仁、砂仁。藿香是清暑的好药，但是藿香的应用一般有季节性，平常不用，在暑天7、8、9月长夏季节有暑湿就可以用藿香。另外加青蒿清暑退热，而且与三仁汤同用，上焦用杏仁，中焦用砂仁或白豆蔻，下焦用生薏苡仁。

二、下法

1. 泻火攻下法

用于阳明腑实证，主方用大承气汤。方子组成：大黄、厚朴、枳实、芒硝、全瓜蒌、大腹皮。方出自《伤寒论》。大黄不用生大黄，也不要后下，一般用熟大黄，也就是制大黄，不是用来通腑，而是用来泄热。另外还要加全瓜蒌、大腹皮，全瓜蒌一定要用到30g。

2. 温通攻下法

用于寒痰积滞证，主方是温脾汤。方子组成：附子、人参、大黄、甘草、干姜、菊花、当归。方出自《备急千金要方》。主药是人参和干姜，血糖不高也可换成党参和干姜。附子可以用淫羊藿和补骨脂代替。方中一定要加菊花和当归，加强通便攻下力量。

3. 润肠缓下法

用于肠燥便秘证，主方是五仁丸。方子组成：桃仁、杏仁、柏子仁、松子仁、郁李仁、橘皮、草决明。方出自《世医得效方》。主药是桃仁、柏子仁，另外一定要加草决明。

4. 峻下逐水法

用于阳水实证，主方是舟车丸。方子组成：甘遂、芫花、大戟、大黄、黑丑、白丑、木香、青皮、陈皮、轻粉、槟榔、泽兰。方出自《景岳全书》。主药是黑丑、白丑，一定要加大黄、青皮、泽兰，加强利水。当然峻下逐水法并不是我们想象的一吃药水就哗哗地流，用这个方子后，小便并不增多，而是大便水泻样，这是它的副作用。这个方法是传统的常法，但大便水流多了必然伤正，在临床上用来逐水效果不好。比如脑血管病，颅内压增高的危症，西医用甘露醇脱水，半个小时用 1 瓶，快速滴；半个小时高渗糖，静脉推注。这么交替进行来脱水。水一脱，颅内压降低了，就不会有脑疝，如果不用这个办法，死亡率很高。脑疝解决，保住生命后，可以用中药来治疗脑出血、脑梗死，发挥中医的优势。还有肝硬化腹水，很难治，除了适可而止用逐水法之外，还可用外敷法：生甘遂、生甘草，比例为 2∶1，再加上蝼蛄，没有蝼蛄就用蟋蟀，加 10 个磨成粉。如果过敏就用浓茶水调，不过敏用陈醋调，调成糊状，摊在小布上，敷神阙穴，下面敷 2 个涌泉穴，晚上敷，清晨取下，有明显消水作用，这个水是从小便排的。

5. 破血逐瘀法

这是临床很有效的一个方法，用于血瘀和癥瘕。癥瘕就是积块，包括肝硬化、妇女的子宫肌瘤。但一定要看舌苔，舌质紫或有紫斑，便是有血瘀。主方是桃核承气汤。方子组成：桃仁、制大黄、甘草、桂枝、芒硝、苏木、莱菔子、丹参。方出自《伤寒论》。主药是桃仁、桂枝、制大黄。当然一定要加苏木、莱菔子、丹参，破瘀就要想到祛痰，所以用莱菔子。

6. 降火逐痰法

用于实热、实火或顽痰，主方是礞石滚痰丸。方子组成：青礞石、沉香、大黄、黄芩、朴硝。方出自《养生方论》。有礞石滚痰丸的成药，一次 3g，每天 2 次。可以用天竺黄、生栀子、全瓜蒌各 30g，煎水冲服礞石滚痰丸。

7. 泻下驱虫法

用于虫积证，主方是肥儿丸。方子组成：莲米、砂仁、白术、人参、山楂、芍药、陈皮、茯苓、黄连、生薏苡仁、神曲、炙甘草、使君子、槟榔、木香、连翘、麦芽。方出自《幼幼集成》。方中要有使君子、槟榔，还一定要加木香和焦三仙、连翘，虫积也易化热。

三、和法

1. 和解表里法

用于少阳证，邪伏半表半里，主方是小柴胡汤。方子组成：柴胡、黄芩、半夏、人参、甘草、生姜、大枣、板蓝根。方出自《伤寒论》。方中有 3 味主药，第一味是参，或者党参，或者人参；第二味是柴胡；第三味是黄芩。这 3 味药是小柴胡汤的主药，还应加上抗病毒的药板蓝根。本方可以用于经期发热或不明原因的发热，或外感发热，经期发热就是《伤寒论》讲的热入血室，用小柴胡汤效果非常明显。

2. 调和营卫法

用于营卫不和证。主要症状有二：第一，后背怕风，觉得有冷风吹着后背，后背发凉；第二，汗出，出汗比较多。主方是桂枝汤。方子组成：桂枝、芍药、生姜、大枣、甘草。方出自《伤寒论》。桂枝汤里面一共有 5 味药，应用时只取桂枝、白芍，而姜、枣、草不用。但是要加葛根和生黄芪。

3. 疏肝理气法

这个方法在临床很常用，用于气滞证，肝气郁结证，主方是四逆散。方子组成：柴胡、炙甘草、枳壳、芍药。方出自《伤寒论》。主药是柴胡、枳壳和白芍。应用此方时一定要加郁金，就是考虑气和血的关系，气行则血行，郁金既能理气又能和血，有利于疏肝理血；还要加丹参进一步加强和血活血。四逆散和逍遥散怎么区别？四逆散用于单纯的气滞，逍遥散用于气滞克土，除了气滞还有胃肠道的症状，这时不但要理气还要健脾，多用逍遥散。

4. 疏肝和胃法

用于肝胃不和证，肝气郁结加上胃不和，主方是左金丸。方子组成：黄连、吴茱萸。方出自《丹溪心法》。应用此方时一定要加 3 味药：生牡蛎 30g，川楝子和生栀子。生牡蛎除了软坚外，也是和胃的药，尤其是在应用左金丸时，如果患者吞酸，用生牡蛎最适合，既可中和胃酸又可以和胃。川楝子加强疏肝作用，生栀子加强清肝作用。

5. 抑木扶土法

用于肝脾不调证，即肝气郁结、脾失健运，虚实夹杂，主方是逍遥散。方子组成：柴胡、当归、茯苓、芍药、白术、甘草、生姜、薄荷。方出自《太平惠民和剂局方》。此方既能疏肝，又能扶土。

6. 和胃降气法

用于胃气上逆证，主方是半夏泻心汤。方子组成：半夏、黄芩、干姜、人参、黄连、大枣、甘草、代赭石。方出自《伤寒论》。半夏一定不能生用，毒性很大，一定要用姜半夏，半夏用生姜制后，增强和胃降气作用。另外，用了姜半夏，就不再用干姜，因为生姜比干姜降逆的作用更强。一定要用黄芩，还要加代赭石。降逆用旋覆代赭汤、橘皮竹茹汤的效果，都不如半夏泻心汤。

7. 降气定喘法

用于肺气上逆证，症见喉鸣、痰多，这时才能降气平喘，主方是苏子降气汤。方子组成：紫苏子、半夏、川当归、甘草、前胡、厚朴、肉桂、生姜、大枣、莱菔子、葶苈子、紫菀、川贝母、川牛膝、桔梗。方出自《太平惠民和剂局方》。方中的主药是紫苏子、莱菔子、葶苈子，这是三子养亲汤变化的方法，同时加紫菀、厚朴、川贝母、川牛膝和桔梗。应用桔梗和牛膝是运用升降理论，许多高血压的患者，用升降理论治疗，血压就降下来了，治疗喘的患者也用升降理论。

8. 降逆止呕法

用于胃逆和肺逆并见，既有胃气上逆，又有肺气上逆，主方是旋覆代赭汤。方子组成：旋覆花、代赭石、人参、生姜、甘草、半夏、大枣。方出自《伤寒论》。主药是旋覆花、代赭石，旋覆花一定要布包，里面有小毛，不包没法喝。除原方的药外还一定要加两味药：一味是蒲公英，和胃健胃；另一味是扶正的药，用参或生黄芪都可以。

四、温法

1. 温肺祛痰法

用于寒痰证，主方是杏苏散。方子组成：苏叶、杏仁、半夏、茯苓、橘皮、前胡、苦桔梗、枳壳、甘草、生姜、大枣。方出自《温病条辨》。有痰的用苏子，没痰的用苏叶，加上杏仁、前胡、桔梗，当然一定要配合茯苓和橘皮，截断生痰之源。

2. 温化痰饮法

用于痰饮证。张仲景讲："病痰饮者，当以温药和之。"主方是苓桂术甘汤。方子组成：茯苓、桂枝、白术、党参。方出自《伤寒论》。原方有甘草，但我在临床上不用甘草。一定要加党参，只温，痰饮去不了，要加个动力，就用党参。

3. 温阳利水法

用于阴水证，主要症状是小便不利，腰以下浮肿，再加上四肢不温、手脚凉，主方是真武汤。方子组成：茯苓、芍药、白术、干姜、附子、黄芪、大腹皮。方出自《伤寒论》。主药是附子、干姜、茯苓、白术。一定要配合黄芪和大腹皮，用生黄芪给予动力，用量可大，用 15～30g。古人有高招，祛外邪要用扶正的药，祛痰要用扶正的药，利水要用扶正的药，古人用的是党参，但临床最好用生黄芪。

4. 温经通络法

用于阴疽、流注。外科的病，许多结核性的肿瘤，有寒，主方用阳和汤。方子组成：熟地黄、肉桂、麻黄、鹿角霜、白芥子、姜炭、生甘草。方出自《外科证治全生集》。主药是桂枝、炮姜。其中一定要加丹参养血和血，还要加夏枯草。夏枯草并不单纯清热泻火，还是味软坚散结的药，对良性肿瘤效果非常好。糖尿病引起的坏疽，可以用阳和汤，还要加两味引经药，川续断和木瓜各15g。头煎、二煎的药汁混合喝，煎后的药渣子加薄荷15g，煎第3遍，煎后放至水温或者凉的时候用药汤泡坏疽的地方，每次 15～20 分钟，效果更好。

在此讲一下煎药。中药的疗效取决于 3 个环节，第一方子的巧配，第二优质的药材，第三煎药的方法。煎药的第 1 个原则是必须浸泡，浸泡 1 小时左右，泡的时间越长越好；第 2 个原则是最多开锅以后煎 20 分钟即可。有些药需要后下，后下的药也是浸泡 1 小时，在其他药煎好后再放入，一开锅就可以。药物在二煎的时候直接放冷水没过药面即可。二煎也在开锅后 20 分钟倒出，与头煎的药汁混在一起，分 2 次服用。过去中药的服法是早晚服，现在科学发展了，认为人有生物钟，人的器官像钟表一样，有高潮、有低谷，这跟我们中医的子午流注非常吻合。子午这 2 个时间就是半夜 11 点到 1 点，中午 12 点到 1 点，这是最低谷，就要休息，低谷的时候不休息，等于机器磨损。人体生物钟的高峰就在上午 9点，下午 3 点，药物可以放在这个时间喝，能充分吸收。

五、清法

1. 清热泻火法

清热泻火法是临床很常用的一个方法，因为火停的部位有在心、在肺、在肝、在胃的不同，又可细分为四法。

（1）导赤清心法

火停于心，就用清心导赤法，或称为导赤清心法，用于心热移肠，有心火症状加上小便异常，表现为尿频、尿急、尿痛，主方用导赤散。方子组成：生地黄、木通、竹叶、甘草。方出自《小儿药证直诀》。方中最主要的药是生地黄、竹叶、甘草梢，用甘草梢来止痛。但这个方子若要提高疗效，一定要和滋肾通关丸合用，滋肾通关丸药物有知母、黄柏、肉桂，还要加萆薢10g。这个清心导赤的方子还可以用来治疗口腔溃疡，将导赤散和滋肾通关丸合在一起用，再加上生黄芪，治疗口腔溃疡效果非常好。

（2）清热泻肺法

火在肺，清肺火主方是泻白散。方子组成：桑白皮、地骨皮、生甘草、粳米、知母、炒黄芩、芦根。方出自《小儿药证直诀》。主药是桑白皮、地骨皮、知母，要加炒黄芩和芦根。

（3）泻火清肝法

泻火清肝法用于肝火，主方是龙胆泻肝汤。方子组成：龙胆草、黄芩、栀子、泽泻、木通、车前子、当归、生地黄、柴胡、甘草、白芍。方出自《医方集解》。龙胆泻肝汤有3味主药：龙胆草、黄芩、栀子。用龙胆草要控制量，且中病即止，不能常用，因为它苦寒伤胃。方中要加两组药：一组加柔肝药，柔肝就是泻肝，就加当归和白芍；一组加引经药，一般用柴胡或薄荷。

（4）降火清胃法

用于胃火烁阴，胃火和胃阴是联系的，主方是清胃散。方子组成：生地黄、当归身、牡丹皮、黄连、升麻、生石膏、芦根、制大黄、升麻炭、金银花炭。方出自《兰室秘藏》。方中主要用生石膏、芦根，生石膏必须用30g。现在矿物质的药都打碎了，不必先煎，一起煎就行了。生石膏30g，芦根10g，还要加制大黄。必须加两味炭药来驱火，这也是我家传的一个办法，一味是升麻炭，一味是金银花炭，都用10g。如果药店没有，就用升麻30g，金银花30g，放锅里炒成炭。

2. 清热解毒法

清热解毒法也是临床用得非常多的一个办法，主要用于热更重，郁热化毒了，三焦火毒，主方就是黄连解毒汤。方子组成：黄连、黄芩、黄柏、栀子、制大黄、车前草。方出自《外台秘要》。上焦的肺火用黄芩，中焦的胃火用黄连，下焦的肾火用黄柏。这个方子很简练，但针对性很强，针对三焦为毒。另外，还要加两味药：一味是制大黄，用来泄热；一味是车前草，给毒以出路，从尿排出，并且车前草也能泄热。如果毒热很重，方中再加 0.6g 的羚羊角粉，这是一个非常有效的解毒方子。

3. 清热利湿法

用于湿热下注证，主方是八正散。方子组成：车前子、瞿麦、萹蓄、滑石、栀子仁、炙甘草、木通、大黄、灯心草。方出自《太平惠民和剂局方》。这个方子我取其方义，但改了用药和所治疾病，药用土茯苓、萹蓄、瞿麦、制大黄、蒲公英、泽兰、白花蛇舌草、生黄芪，改成了治疗淋病，不是中医的五淋，而是西医所讲的淋病。

4. 清热生津法

用于气分热盛证，就是肺胃实热，表现为大热、大汗、大渴、脉洪大，主方用白虎汤。方子组成：石膏、知母、甘草、粳米。方出自《伤寒论》。方中主要用生石膏、知母，甘草可以不用，粳米换成生薏苡仁，还要加连翘和芦根。

5. 清营凉血法

用于热入营血证，病比较重而且也比较危险，主方用犀角地黄汤。方子组成：犀牛角（水牛角代）、芍药、生地黄、牡丹皮、生栀子、人工牛黄。方出自《备急千金要方》。现在犀牛角很少，受国家保护，不能用了，用水牛角代替，水牛角磨粉 1g 冲服就行。方中要加两味药：一味药是生栀子，加强清热作用；一味药是人工牛黄，加强清宁作用，现在天然牛黄很少，可以用人工牛黄冲服，用 1g 即可。

6. 清营开窍法

用于热毒内闭证，主方是安宫牛黄丸。方子组成：牛黄、郁金、黄连、朱砂、山栀子、雄黄、黄芩、犀牛角（水牛角代）、冰片、麝香、珍珠、金箔衣。方出自《温病条辨》。现在安宫牛黄丸很难用了，一是贵，二是有些药受国家保护。现在可以用清开灵代替安宫牛黄丸，或用安脑丸，在安宫牛黄丸基础上进行了改进，取消了牛黄、犀牛角这类保护药物，用水牛角和人工牛黄来代替，同时取消了金箔、朱砂这类重金属药。清开灵有口服液、胶囊、滴丸，口服没问题，使用针剂要注意，有的患者会有明显的过敏反应。

7. 清暑利湿法

用于暑湿证，湿热证患于夏天就叫暑湿证，不患于夏季就叫湿热证，主方是三仁汤，分利三焦。方子组成：杏仁、飞滑石、白通草、白豆蔻、竹叶、厚朴、生薏苡仁、半夏、青蒿、生黄芪、甘草。方出自《温病条辨》。主要的药是杏仁、白豆蔻、生薏苡仁，但在暑天一定要加青蒿，青蒿里面的有效成分青蒿素怕热，所以用青蒿要后下。另外首选六一散，也就是滑石、甘草，用荷叶包六一散，绳子或线捆上后，用针扎几个孔，同其他药一起煎，加强清暑利湿的作用。还要加扶正的药，最好用生黄芪。

8. 清热涤痰法

用于痰热内积证，也就是痰证化热，主方是清气化痰丸。方子组成：陈皮、杏仁、枳实、黄芩、瓜蒌仁、茯苓、胆南星、制半夏、天竺黄、莱菔子、牡丹皮、草决明、车前草。方出自《医方考》。主要的药就是胆南星、全瓜蒌、天竺黄、莱菔子、牡丹皮。还要加两味药，草决明和车前草，润肠利尿，给热痰以出路，提高疗效，草决明和车前草都用30g。

9. 清热滋阴法

用于低热不退，夜热早凉，骨蒸劳热，汗解渴饮，苔薄黄质红，脉沉细数的余热伤阴证，主方是青蒿鳖甲汤。方子组成：青蒿、鳖甲、知母、生地黄、地骨皮、元参、银柴胡。

六、消法

1. 燥湿祛痰法

用于痰湿中阻证，主方是二陈汤。方子组成：炒苍术、白茯苓、橘红、甘草、生姜、乌梅、莱菔子、生牡蛎。方出自《太平惠民和剂局方》。二陈汤原方里面有半夏，现在不用半夏，把半夏改成炒苍术，炒苍术也燥，炒了以后燥性就降低了，还要加莱菔子和生牡蛎。

2. 软坚祛痰法

用于痰核，主方是消瘰丸。方子组成：玄参、生牡蛎、贝母、丹参、海藻、夏枯草。方出自《医学心悟》。方中3味主药是玄参、生牡蛎、贝母。还要加活血的丹参，软坚的海藻，消瘤的夏枯草。

3. 涤痰开窍法

用于痰迷心窍证，主方是涤痰丸。方子组成：半夏、胆南星、陈皮、枳实、茯苓、人参、石菖蒲、竹茹、甘草、生姜、大枣、天竺黄、郁金。方出自《严氏济生方》。主要用4味药：胆南星、天竺黄、石菖蒲、郁金。一定要加茯苓和陈皮，脾为生痰之源，加这两味药以截断生痰之源。

4. 芳香化湿法

用于外有风寒，内有暑湿，风寒束表，暑湿中阻证，主方是香薷散。方子组成：香薷、白扁豆、厚朴、藿香、连翘、蒲公英。方出自《太平惠民和剂局方》。主要用香薷祛风寒，暑湿用藿香和白扁豆，一定要加连翘或蒲公英。

5. 祛风胜湿法

用于痹证，风寒湿三邪合而为痹，主要症状是关节肿胀、麻木、僵硬、不痛，舌苔腻，主方是独活寄生汤。方子组成：独活、桑寄生、生杜仲、牛膝、细辛、秦艽、茯苓、桂心、防风、川芎、人参、甘草、当归、芍药、干地黄、茵陈、生薏苡仁、柴胡、枳壳。方出自《备急千金要方》。独活寄生汤有3组药物：第1组是独活和秦艽，祛湿止痛；第2组是当归和白芍，柔肝通络；第3组是桑寄生和桂枝，扶正温通。要加茵陈，增加化湿力量，茵陈15g后下；加生薏苡仁，增加化湿作用；加柴胡和枳壳，柴胡舒筋活经络，枳壳理气，有助于祛除经络的湿气。

6. 苦温燥湿法

用于中焦湿阻证，主方是平胃散。方子组成：苍术、厚朴、陈皮、茯苓、蒲公英、焦三仙、甘草、姜、枣。方出自《太平惠民和剂局方》。方中4味主药：炒苍术、厚朴、茯苓、陈皮。一定要加上蒲公英，湿从热化的多，用蒲公英来清热，同时加焦三仙和胃。

7. 淡渗利湿法

用于水液内停证。有两个主症：第1个主症是小便不通，尿量少；第2个主症是水肿，各个部位的水肿。主方是五苓散。方子组成：猪苓、泽泻、白术、茯苓、桂枝、泽兰、车前草、生薏苡仁、冬瓜仁、桂枝。方出自《伤寒论》。方中主药是茯苓、猪苓、泽泻、白术。要加利水的泽兰、车前草，加利湿的生薏苡仁、冬瓜仁，加温通的桂枝。

8. 消导和中法

用于食积、食阻证，主方是保和丸。方子组成：生山楂、焦三仙、半夏、茯苓、陈皮、连翘、萝卜子。方出自《丹溪心法》。用茯苓和陈皮健脾和胃，加生山楂、焦三仙消积化食，方中的关键药是连翘，食积化热用连翘来清热。如果有幽门螺杆菌感染，可以加蒲公英来杀菌。

9. 活血化瘀法

用于血瘀证，主方是王清任的血府逐瘀汤。方子组成：桃仁、红花、当归、生地黄、川芎、赤芍、牛膝、桔梗、柴胡、枳壳、甘草、郁金。方出自《医林改错》。第一，用桃红四物汤来活血化瘀；第二，用柴胡、郁金来理气，化瘀要理气，气行则血行。还可以加虫类药剔络，用地龙和水蛭。

第四节　95味药的妙用

1. 补药上品参类，用时应选择

人参，《神农本草经》别名"人衔""鬼盖"，《本草纲目》别名"金井玉阑"。野生者称"野山参"，栽培者称"园参"，以吉林抚松县质量最好，故称"吉林参"。产于朝鲜的称"高丽参""别直参"。直接晒干的称"生晒参"，煮熟晒干的称"红参"，煮半日再浸浓糖汁中2日后晒干的称"白参""糖参"。人参叶晒干生用，如提取其中的皂苷，则称"绞股蓝"，古时用于解暑清热、生津止渴，现在用于治疗冠心病、降脂降糖。

人参大补元气，益智安神，生津安胎，通治一切气血津液不足证。药理研究证实人参能兴奋大脑皮层，增加脑血流量，提高免疫力，提高工作效率；有强心作用，改善心功能，扩张血管而降血压；促进造血器官和性腺功能，调整血糖水平，改善脂质代谢而降脂；对抗衰老，抗肿瘤，抗休克，抗菌，尤其是抗金黄色葡萄球菌和痢疾杆菌有非常好的效果。

人参力宏者以野山参最佳，园参次之，白参更次，但温热之性亦减。红参与生晒参补力相仿，但红参温热之性明显，虚热甚者勿用。吉林参与高丽参功同力宏，然前者甘而清凉，后者甘而温热，如见阴液耗损而易火易升者，宜吉林参养阴而理虚热；阴液耗损，真阳亦衰者，宜高丽参补阴而兼扶阳。

人参畏五灵脂，恶皂荚、黑豆、紫石英、卤碱，不宜同茶叶、萝卜同服。

西洋参以产于美国威斯康星州者最佳，也产于加拿大、法国，又称"花旗参"。补气养阴，清火生津，专治气阴两亏，虚火上炎证。药理研究证实，西洋参能抑制中枢神经系统，抗心律失常，提高应激能力，调节内分泌。其性寒清润见长，对阴虚火旺者也宜。反藜芦，忌铁刀、火炒。

党参健脾补肺，益气生津，用于治疗脾肺气虚证。药理研究证实党参能增强应激能力和免疫能力，延缓衰老，消除溃疡，通过肝脏作用而增加红细胞和血红蛋白，扩张周围血管和抑制肾上腺素而降压，改善放化疗所致的白细胞下降，消除蛋白，改善心功能，提升血糖。其补气之力不如人参，但有养血生津的作用，气虚而兼血亏津耗者更宜。

童参，《本草从新》别名"太子参"，《中国药用植物志》别名"孩子参"。补脾润肺，益气生津，用于治疗脾肺虚弱，气虚津伤证。药理研究证实童参可提高免疫力，增强抵抗力。用在高血糖患者补气时可以30g童参代替党参。

2. 补气首选黄芪

黄芪补气升阳，固表止汗，利水消肿，托毒生肌，用于治疗脾肺气虚证。药理研究证实，黄芪可强心扩冠，降压降糖，保肝抗菌，利尿消肿，消蛋白。

黄芪味甘而温，药性平和，凡见气虚证，均可投之。蜜炙补气升阳偏重，生用固表托疮、利尿止汗偏重，然蜜炙有糖，对中老年患者，特别是血糖高者不宜，应用时均以生黄芪为主，常用10g，重用30～60g，系补气之首。

黄芪是补气之首。为什么不称人参为补气之首？人参是味好药，但也是味贵药，且人参有很大的副作用，就是伤阴，所以补气药首选生黄芪。

黄芪作为补气之首，既能补气升阳，又能固表止汗；而且可以利水消肿，解肌托毒。药理研究证实，黄芪有明显的利尿作用，可以消肿，心性水肿、肾性水肿都可以用黄芪；能强心扩冠，是治疗冠心病的一味主药；不仅降压降糖，而且能保肝、抗菌。不要以为中药抗菌就是用苦寒药清热解毒，如黄连、黄柏、黄芩、连翘，补气药黄芪也有明显的抗菌作用，抗菌谱比较广，而且可以消除尿蛋白，既利水又消尿蛋白，故是治疗肾炎、肾衰竭主要的一味有效药。

黄芪蜜炙后，其功能就局限了，局限于补气，不能托毒、固表、降糖，所以我在临床一般不用蜜黄芪，一定用生黄芪。生黄芪的用量宜大，可以用到15～60g，尤其是用来降糖，如果用量小血糖降不下来。

3. 茯苓药食同用

茯苓系依附寄生于松根的球状干燥菌核，也叫云苓，外皮为"茯苓皮"，内层淡红色为"赤茯苓"，白色为"白茯苓"，抱附松根而生为"茯神"，用朱砂拌者为"朱茯神"。

茯苓利水渗湿、健脾宁心，用于治疗小便不利，痰饮水肿，脾虚脘胀，纳少便溏，心神不宁，心悸失眠。药理研究证实，茯苓可抑制肾小管重吸收而大量利尿，茯苓并可促进钠、钾、氯的排出，是良好的利尿剂；茯苓还可降血糖。茯苓皮专于利水消肿，消皮肤水肿；赤茯苓清热利湿，专治下焦湿热的尿少尿赤；茯神宁心安神，善治神衰失眠。

茯苓既是药又是食品，富含蛋白质、卵磷脂、钾盐、脂肪，是一味优质的营养食品。历代有多种药食同源的膳食谱，药食同用，体现了中医保健膳食的优势。例如肾衰竭，浮肿甚，或有腹水、胸腔积液、凹陷性水肿，可以用茯苓60～90g单包，用汤药头煎二煎的药汁煮茯苓，把茯苓煮熟了，当粮食吃，排尿效果好，所以茯苓是味好药，也是味安全的药。茯苓还可以降糖安神，糖尿病患者可以用汤药的药汁煮茯苓，代替一顿饭，吃90g茯苓就饱了，可以不吃粮食了，既能降血糖，又能吃饱。

4. 炒白术运脾胜于健脾

白术健脾益气、燥湿利水，用于治疗脾胃气虚，运化无力的脘胀食少，吐泻乏力，痰饮水肿，自汗胎漏。药理研究证实，白术可利尿排钠，降糖降压，促进胃肠功能，安胎。

白术炒用偏于补气健脾，生用偏于燥湿利水，焦用偏于和胃止泻。产于浙江临安市的称"於术"，冬天采集的称"冬术"，补气健脾之力更大，冬术润而不燥。

炒白术，用麸炒偏于祛湿利水，用土炒偏于燥湿健脾。临床用炒白术并非单纯健脾补气，健脾时白术不是主药。炒白术的特长在于和胃燥湿，利水退肿，故《本草从新》称其为"开胃神药，而其尤能燥湿"。水湿之去，除补气的健脾功能外，尚须和胃的运脾之力，故炒白术运脾胜于健脾。

一般认为白术健脾，但根据我的临床经验，白术健脾是次要的，运脾是主要的。运脾，就是利湿退肿，而且炒白术能开胃，患者不想吃饭可以用炒白术。炒白术可以降糖、降压、利尿排钠，对于浮肿尿潴留的患者有疗效。炒白术能止汗安神，加浮小麦30g，可以治疗更年期综合征患者出汗多的症状，千万不要加石菖蒲、郁金，出汗时加开窍透窍的药汗就止不住了。要加利尿药，如泽兰、桑白皮、芦根、冬瓜仁、车前草，对止汗非常有效。炒白术还有一个很好的作用是安胎，卵巢囊肿、子宫肌瘤、输卵管不通的患者怀孕困难，一旦怀孕，要吃3个月中药保胎，保过3个月一般就没问题了，保胎主要的药就是炒白术，炒白术增强运脾力量，减少燥性。

5. 扁豆衣补气强于化湿

白扁豆产于江浙者最佳，健脾化湿不如白术，但补脾不腻，化湿不燥，尤其适合脾虚有湿证。药理研究证实，白扁豆能抗菌，具有广谱抗菌作用；抗病毒，具有提高细胞免疫功能。生用消暑和中，治疗暑湿腹泻证。

扁豆衣系白扁豆的种皮，功同白扁豆，更无壅滞之弊，常规用量5～10g，可视作健脾补气主药，尤宜用于心脾气虚证，补而不腻不滞。医者少用扁豆衣并常以化湿为用，疏忽其补而不壅之功。在心脾气虚时投用，实为奇药，故扁豆衣补气强于化湿，可以白扁豆15g代替5g的扁豆衣。

白扁豆是一味很特殊的药，内科医生很少用，我主要用白扁豆来补气，其补气强于化湿，补脾不腻，化湿不燥，是味好药。

6. 仙鹤草扶正优于止血

仙鹤草，《滇南本草图谱》别称"脱力草"，可缩短凝血时间，增加血钙和血小板而收敛止血。其性平和，可用于一切血证。药理研究证实，仙鹤草能强心升压，兴奋疲劳的骨骼肌，增强细胞抵抗力，专治脱力劳伤；还有抗肿瘤作用，扶正抗癌，一举两得。医者只重其止血而疏其补虚，故提示"扶正优于止血"。

这也是味特殊药，内科医生知道仙鹤草止血，尤其是咯血用仙鹤草，止血作用非常明显；但忽视了仙鹤草能补气，尤其是气虚，仙鹤草是一味很好的补气药。夏天割稻子时，农民累了割一把脱力草吃，疲劳很快就缓解了，所以南方把仙鹤草叫"脱力草"。仙鹤草止血的原因，是增加了血钙和血小板，缩短了凝血时间。仙鹤草能强心升压，可以治疗冠心病，尤其对休克、血压低的患者，要想到用仙鹤草。当然，冠心病如果合并高血压，用仙鹤草就要注意了，因为它会升高血压。

7. 黄精玉竹有别

黄精，《名医别录》别名"重楼""鹿竹"，《救荒本草》别名"笔管菜"。玉竹，《名医别录》别名"葳蕤""马熏"。两味药均可养阴生津，润肺止咳。药理研究证实，黄精、玉竹可提高免疫功能，降血糖，降血脂，防止动脉硬化及肝硬化，抗衰老，强心。

但是，它们虽同实异。黄精对肺、脾、肾三阴均滋，且能补脾气，具有运脾功能，故补而不腻。玉竹尚有养胃清热之力，肺胃燥热伤阴者最宜。虽然玉竹不恋热邪，然其滋腻碍胃，影响食欲，故临证多用黄精，少用玉竹。

黄精一定要用制黄精，即九制黄精，生黄精有小毒，制黄精就没毒了。古人把黄精作为一味长寿药，用黄精可以延年益寿、抗衰老。黄精又是一味很好的降糖药和降脂药。中药降血脂非常有效，第一味药就是制黄精，还可以用制何首乌、草决明、泽泻、金钱草、生山楂，在辨证的基础上选配这几味药，有降脂作用。但使用中药降血脂也要有两个前提：第一，要限制饮食，限制糖、甜食，水果能吃，要限制脂肪的摄入；第二，适当运动，但不能过量。在这两个前提下，加上这些降脂药会有效。还有1个降脂的食疗方：海蜇头，不是海蜇皮；荸荠，把头和根去掉，不去皮。海蜇头2份，荸荠1份，放在砂锅里慢火炖烂，早晚各

1 碗，这个食疗方有利于降脂、减肥。

8. 何首乌降脂，通便又乌发

何首乌，《外科精要》别名"红内消"，《本草纲目》别名"山歌""山翁""山精""马肝石"。药理研究证实，何首乌能降血脂，阻止胆固醇在肝内沉积，抗动脉硬化，增强免疫力，延缓衰老，强心保肝，润肠通便，抗菌解毒。

何首乌加黑豆，黄酒蒸煮便成制何首乌，专能补肝肾、益精血，且不寒不燥又不滋腻，最善治肝肾精血亏虚证。生何首乌滋补力弱，但有肾上腺皮质激素作用，可抗过敏，缓泻通便，尤治老年体虚便秘，还可解毒，善截疟。鲜何首乌润燥通便力更显，专治肠燥便秘。白首乌，《救荒本草》别称"牛皮消"，功效与何首乌相仿，更能强壮筋骨、健脾消食。其根磨粉，称"白首乌粉"，可作为营养食品，补肝肾、乌须发。何首乌的茎叶名为"首乌藤"，乃安神祛风的良药，用于失眠多梦，皮肤瘙痒，血虚节楚，可用到 30g。

9. 熟地黄慎用，生地黄多用

熟地黄系干地黄用黄酒反复闷蒸晒干而成。药理研究证实，熟地黄可提升红细胞、血红蛋白，促进凝血，抑制血栓形成而补血养血，用于血虚诸证；提高免疫力，抗氧化而延缓衰老；降血压，特别是降舒张压，而滋阴填精，用于肝肾阴虚证。但其滋腻碍胃，有碍消化，影响食欲，常需配合醒脾的木香、砂仁、陈皮等，对脾虚纳呆、腹满便溏者更应慎用。

生地黄又名干地黄，《神农本草经》别名"地髓"。除同熟地黄可补血滋阴外，还有明显的强心利尿作用；且可凉血止血，尤宜于热病伤阴，血热妄行，血虚烦热诸证；还可抗风湿，抗真菌，抑肿瘤。生地黄滋而不腻，可以多用。鲜生地黄取汁兑服，清热凉血更显，对消渴烦热、血热妄行有奇效。

生地黄可以抗风湿，治疗关节炎，可以降血压，也可以强心利尿。再强调一遍，根据药理研究使用中药必须在辨证的前提下，比如风湿痹证有行痹、着痹、痛痹、瘀痹等多种类型，用生地黄来抗风湿，必须是阴血不足证，别的证型不管用。降血压也一样，必须是肾阴不足、水不涵木证，别的高血压证型效果不好。生地黄可以强心利尿，我在门诊治疗一位 82 岁的老先生，心衰，胸腔积液、腹水，下肢凹陷性水肿Ⅲ度，心慌，舌质红，我就用了生地黄 30g。当然治疗心衰还有一味好药是葶苈子，葶苈子宣肺，不会有副作用，大便溏的患者要炒用，生葶苈子通便，对便溏不利，大便不溏可用生葶苈子，既润肠又利尿，分利二便。我还加了炒白术和生黄芪。这里我就写生地黄，没有写地黄，更没有写熟地黄，因为生地黄滋而不腻，用熟地黄就滋腻。古人用熟地黄、天冬，怕滋腻影响胃纳，必须加上木香、砂仁、陈皮等醒脾的药。生地黄的作用和熟地黄相仿，唯一不足的是养血力弱一些，熟地黄补血力量比生地黄大，生地黄补血不够可以用别的药来弥补，可以加当归补血汤，即生黄芪、当归。生地黄还能抑制肿瘤，良性肿瘤、恶性肿瘤都可以用；而且用生地黄30～60g有明显降血糖作用，量要大，不腻、不碍胃。传统认为糖尿病是阴虚燥热，上中下三消，需滋阴清热，而我发现2型糖尿病以气虚为主，重视用补中益气汤，方中当归降糖作用不好，生地黄既可以补血，又可以降糖，可以把当归换成生地黄。春夏季的时候有鲜生地黄，用60～90g，消好毒，捣汁后兑在汤药里面喝，效果更好。

10. 山药代食降糖

山药，《神农本草经》别名"薯蓣"。同白术一样都是健脾要药，但同中有异。白术偏燥，用于脾虚生湿而忌于伤阴时；山药偏滋，用于脾虚阴亏而忌于湿盛时。山药还有4个功效：益肺气，治虚痨要药；固肾关，善治遗精、尿频、虚带；安心神，可治肝性脑病；生津液，可治糖尿病。

山药产于河南新乡最佳，名为"怀山药"。健脾补气者炒用，滋阴生津者生用。山药是一味营养食品，在保健膳食中常用，可以代主食，能降糖；既补气，又滋阴，特别是治疗2型糖尿病的最佳药食同用之品。

11. 杜仲阴阳双补

杜仲，《名医别录》别称"木绵"。以产于贵州遵义、四川绵阳者最佳。药理研究证实，杜仲能明显降压，又可减少肠道吸收胆固醇，特别适用于水不涵木的高血压和动脉硬化。同时又是良好的安胎药。

杜仲有双重作用，既可滋补肝肾，强壮筋骨；又能温补肝肾，是阴阳双补之品。其效用在于胶丝（树脂胶类），应当生用，炒后胶丝被破坏，作用减弱。炒炭后仅用于止血止泻。

12. 桑寄生可以强心

桑寄生，《尔雅》别名"寓木""宛童"。医者以其补肝肾，强筋骨，祛风湿，养血安胎。药理研究证实，桑寄生有强心利尿作用，可增加冠状动脉流量，减慢心率，抗心律失常，保护心肌缺血，改善微循环，又能明显降血压。特别是槲寄生的强心利尿功效比桑寄生更明显。

13. 灵芝补心，消脂又抗癌

灵芝，益气血，健脾胃，安心神。药理研究证实，灵芝能抗心肌缺血，明显增加冠状动脉流量，降低冠状动脉血管阻力，降低心肌耗氧量，提高耐缺氧能力，降血压，抗血小板聚集，抗血栓，是一味良好的强心补心药；灵芝还可降血糖，抗氧化，延缓衰老，调节免疫功能，是一味良好的抗衰老药；可调节脂质代谢、消脂，增加体力，补充营养，是一味滋补强壮药。

灵芝还可抗癌。可作为延缓衰老、提高免疫力的保健膳食，人工栽培已获成功。一般汤剂用 10~15g，研末冲服用 1g，泡酒饮用 30g。

14. 沙参南北有异

沙参，明代以前无南北之分，均为"南沙参"。直至清代《本经逢原》才以北沙参立条，加以南北区分。北者产于山东，南者产于四川。

沙参养阴生津、清肺止咳，为肺胃阴虚、止咳止渴的要药。北沙参养阴润燥为长，南沙参祛痰止咳为主。其鲜者称鲜沙参，清热生津偏重。《本草便读》云："清养之功，北逊于南；润降之功，南不及北。"

沙参是味好药，南北有异。北沙参贵，但养阴、生津润燥，肺、脾、肾阴都能养，以养肺阴为主，尤善治疗干咳，没有痰的干咳用北沙参有效。肺癌的患者有四大主症：发热，胸痛，咯血，咳嗽。肺癌的咳嗽一般都是干咳，用北沙参非常合适。南沙参重在清肺、祛痰、止咳，肺系的病咳嗽痰多就可用南沙参。

15. 麦冬可滋心阴

麦冬，《名医别录》别名"禹葭"，又名"寸冬"。医者常视其为养阴润肺、益胃生津之良药，用于阴虚肺燥、胃热伤津证，唯疏忽麦冬入心经，有清心养心之功。药理研究证实，麦冬可改善心脏血流动力学，强心利尿，增加心肌收缩力，增加冠状动脉流量，防止心肌缺血，缩小心肌梗死范围，抗心律失常，因此要重视麦冬滋心阴之功。

麦冬要特别突出其滋心阴的作用，是味滋心阴的好药，当然也可以润肺、润胃，胃阴、肺阴都能滋，但主要是滋心阴，心血管病多用麦冬来改善心功能，增强心肌收缩力，增加冠状动脉血流量，防止心肌缺血。中医有个抢救的成药，治疗脱证的参麦饮，其中麦冬起了很大作用，能缩小心肌梗死范围，抗心律失常。心律失常很难治，用中药治疗很有效果，快速型的用养阴的办法，主药就是麦冬；缓慢型的用温阳的办法，主要用桂枝和鹿角霜。另外，所有的心律失常，无论是快的还是慢的，都可以用黄连。

16. 女贞子养阴且滑肠

女贞子，《济急化方》别名"冬青子"。养阴力强，且可润肺乌发，清肝明目，为滋补肝肾要药，多用于肺肝肾阴虚证。生者清虚热，用酒、盐、醋拌蒸熟，功专养阴。药理研究证实，女贞子可强心利尿，降糖保肝，促进免疫力。女贞子，尤其是生用滑肠，脾胃虚寒，素有便溏者慎用。黄精养脾肝肾之阴，女贞子养肺肝肾之阴。女贞子润肺止咳效果非常好，尤其是干咳，可以用北沙参配女贞子。另外，女贞子可以清肝明目，滋阴乌发。治疗男子不育，有8个子，其中就有女贞子，主要用它滋阴，再加些温阳的药，肾阴阳平衡了，不育就治好了。但如果是便溏的患者，因女贞子有润肠的作用，使用时就要加木香、砂仁、葛根，来制约它润肠的作用。

17. 牛膝川怀大别

怀牛膝，《神农本草经》别名"百倍"，以河南武陟最佳。补肝肾，强筋骨，利关节，尤治腰膝以下的痹证。药理研究证实，怀牛膝可降血糖，降血脂，抗凝血。常酒炒后用。

川牛膝，即产于四川的"甜牛膝""麻牛膝"。功专活血化瘀、利湿祛风、利尿通淋，既引血下行，又导火下泻。药理研究证实，川牛膝可降血压，兴奋子宫，镇痛利尿，为经闭、痛经、风湿痹证、淋证、尿痛要药。

牛膝有怀牛膝和川牛膝，两味药完全不一样，血瘀的患者用川牛膝，由血瘀引起的瘀痹用川牛膝。另外，川牛膝还有一个特点是引血下行，可以用川牛膝15g，配合一味上升的药，如川芎、天麻、升麻，这样一升一降，利用升降理论提高疗效。怀牛膝就不一样了，主要作用是补肝肾、强筋骨、利关节。虚痹用独活寄生汤就可以加上怀牛膝，怀牛膝还可以降脂、降糖、抗凝，血液黏稠了就可以用怀牛膝。所以，处方要写明川牛膝和怀牛膝。

18. 川续断腰肾专药

川续断又名"续断"，《神农本草经》别名"龙豆"，《名医别录》别名"接骨"。其功有三：补养肝肾，强筋健骨，用盐炒；止血安胎，调理冲任，炒炭用；通利血脉，接骨疗伤，用酒炒。由于"肾主骨""腰为肾府"，内妇骨伤，腰膝不利者均离不开川续断，故川续断为腰肾专药。川续断可以作为肾经的引经药。另外，川续断可止血安胎，尤其适用于先兆流产，也是治疗习惯性流产的好药。

19. 当归妇科主药

当归，以甘肃秦州产的最佳，为妇科主药，用于经带胎产诸病。其效有三：第一，对子宫双向调节，其结晶成分有兴奋子宫作用，使其收缩加强而治经少经闭，可炒用；其挥发油抑制子宫，缓解痉挛，和血止痛而治经多痛经，应生用。第二，促进血液循环，增进子宫发育。第三，润肠通便，减少盆腔充血。

当归补血用当归身，化瘀用当归尾，和血用全当归、酒当归，止血用当归炭、当归头。通便时生用，便溏者土炒，痰多者姜汁炒。当归之用不限于妇科，因其既养血补血，又活血和血，可以治一切血证，也是和血主药；还可柔肝止痛而治血虚诸痛，配伍后寒热均宜；因其活血止痛，用于治疗血栓诸病、风湿瘀痹、跌打痈疽等。脾虚便溏者慎用。

女子痛经不好治，尤其是在20～30岁之间，除了辨证外，可以加当归和白芍柔肝止痛，止痛作用明显。老年人便秘很痛苦，可以用当归加白菊花，增水行舟，润肠通便，效果很好。

20. 鹿茸不能乱用，角霜提倡多用

鹿茸是著名的温阳强壮药。药理研究证实，鹿茸有明显的性激素样作用，抗脂质过氧化而延缓衰老，促进脑组织蛋白质合成而益智强神，加强心肌收缩力，抗心律失常，对血压双向调节，增强免疫力，促进创伤愈合。

鹿茸性温滋腻，使用不当有明显的不良反应。凡阴虚阳亢、血分有热、胃火内盛、肺壅痰热、外感热病均应禁服，一般以粉冲服1g，或入丸散用3～10g，或适量泡酒饮用。

鹿角可以代茸，唯补性减弱而善于行血消肿，多用于阴疽疮疡、乳腺肿痛，研末冲服1～3g，煎服5～10g。鹿角胶温补肾阳，益精养血同茸，但其温性减弱，而增养血止血之力，专治虚寒性的血证、再生障碍性贫血、阴疽内陷。熬胶后所剩骨渣为"鹿角霜"，其温补肾阳、益精养血之功虽小犹存，但温通之力大增，又可收涩，也不滋腻，比用茸的不良反应大大减少，用于治疗阳虚寒凝证。鹿角霜价格又较鹿茸便宜，只要对证，用15～30g，可以代茸，提倡多用。

21. 桂枝与肉桂

桂枝以嫩细者效佳，故名"桂枝尖""嫩桂枝"。药理研究证实，桂枝可促进血液循环，增加心肌营养与血流量，解痉镇痛，抗菌消炎，抗过敏。

肉桂系桂的干燥树皮，最佳者为"官桂"。补火助阳、散寒止痛力均增大，一般用5g以下，久煎效减，可研末冲服或入丸散剂。

桂枝散寒解表，温通经脉，调和营血。肉桂补火助阳，引火归原，温散内寒。两者有别。桂枝和肉桂，促进血液循环，尤其增加心肌的血流量，能解痉止痛。对痉挛性的疼痛，桂枝效果很好，痛经也可以用；桂枝还可散风寒，既温又通，可调营卫，临床主要用桂枝配白芍。桂枝也能抗菌、抗过敏，治疗荨麻疹、湿疹，尤其是妇女月经期间湿疹加重，营卫不和，就选用桂枝。而肉桂的作用是补火助阳、散寒止痛，特点是引火归原，引君火也就是心火归原，即归到命门。有个交通心肾的主要方子，就两味药，一味是肉桂，一味是黄连，黄连清心火，肉桂引心火归原，治疗心肾不交的失眠，是非常好的方子。临床中许多患者的失眠属于心肾不交，可以把黄连和肉桂按3∶1的比例配合，黄连10g，肉桂3g，磨

粉装在 1 号胶囊里，睡前 1 小时，吃 5 粒胶囊，效果很好。

22. 三七养血和血

三七，又名"参三七""田三七"，《本草纲目》异名"金不换"。三七的特点是养血又和血，止血又散瘀，故止血不留瘀、化瘀不伤正，是血证要药。药理研究证实，三七含皂苷和黄酮，可抗血小板聚集，溶栓，防止血栓形成，抗动脉粥样硬化而养血化瘀，又能激活止血活性物质，缩短凝血时间，增殖造血干细胞而止血养血。皂苷还有强心作用，防止心肌缺血，抗心律失常，产生钙拮抗效应，可治疗心脑血管病。

三七的消肿定痛作用明显，治瘀滞有效。民间还流传三七有强壮补虚的作用，炖食作为保健食品。另外，"菊叶三七"和"景天三七"均可与"参三七"通用，但其力不如"参三七"，前者偏于解毒消肿，后者偏于宁心安神。三七价贵，常以粉剂 3~5g 冲服。

23. 丹参功同四物

"丹参功同四物"语出《本草便读》。如果将"四物汤"视作血证首方，那么丹参便是血证首药。其主要成分"丹参酮"作用广泛，可以抑制血小板聚集，抗血栓形成而活血行瘀，通经止痛，用于血瘀诸证。另外，其性微寒，凉血消痈，血热瘀滞也宜使用。丹参又可延长出血时间和凝血酶原时间而止血。化瘀和止血之别在于用量和配伍。化瘀时用大量 30g，配伍活血药；止血时用小量 10g，配伍养血止血药。

丹参有回收、软化肿大肝脾的作用，且能防止肝损伤，防止肝纤维化，促进肝细胞再生，是治疗肝炎、肝硬化、肝癌的特效药；可镇静安神镇痛；用于治疗神经衰弱、血管神经性头痛、脉管炎等多种瘀痛；可降血脂，抗动脉粥样硬化，扩张冠状动脉，显著增加冠状动脉流量，防止心肌缺血，缩小心肌梗死面积，降低心肌耗氧量，又能降血压，是治疗心脑血管病的主药；可改善肾功能，增加肌酐、尿素及钠的排出，用于肾病；丹参酮有雌激素样活性，还有抗雄激素样活性。丹参虽有抑制癌细胞的作用，并对放化疗有增效作用，但在动物实验中曾发现其会促进癌转移，虽然人体应用中未见报道，用于抗癌时仍要谨慎。

24. 川芎活血而透窍

川芎，《吴普本草》别名"香果"，为活血化瘀主药。药理研究证实，川芎有钙离子拮抗剂作用，增加冠状动脉流量，防止心肌缺血，降低心肌耗氧量，扩血管降压，改善脑循环和脑缺血，改善微循环障碍，抗凝血，抑制血栓形成且能通过血脑屏障而治疗心脑血管病；还可行气止痛，专治寒凝气滞、瘀血内阻的诸痛；明显增加肾血流量而利尿；可以抑制肿瘤扩散，加强放化疗疗效；又能镇静安神。

川芎更能祛风升散而透窍。由于升散之性，除禁用于阴虚火旺、肝阳上亢证外，还应掌握用量在10g以下，过量扩张脑血管反而加剧头痛。

川芎的特点是既能活血又能行气，用于活血化瘀效果好。川芎还有一个特点是祛风、透窍，外感病祛邪必须透窍，其中川芎是味好药。治疗心脑血管病离不开川芎，用其行气止痛，且温通利尿。川芎还能抑制癌细胞，也可以安神，所以川芎的作用非常全面。川芎的活血化瘀作用比较平和，不会伤正，也不会破血，所以对于肾亏的患者，用川芎很恰当。川芎的止痛效果非常明显，可以治疗神经性头痛、偏头痛、紧张性头痛，需配伍天麻。但注意川芎的用量一定控制在10g以内，超过30g会引起头痛，因为过分扩张了脑血管。

25. 泽兰活血而利水

泽兰，《神农本草经》别名"龙枣"，《救荒本草》别名"地瓜儿苗"。以其活血通经之功多用在妇科血瘀经闭、痛经及产后腹痛。骨伤科用于治疗跌打损伤、瘀血作痛，外科用于治疗痈肿疼痛。药理研究证实，泽兰可改善血液流变性，控制血栓形成，利尿退肿，解毒消肿，故内科也可多用。

泽兰是妇科的常规用药，治疗闭经、水肿，可通经利尿。内科也可以用泽兰来抗血栓，泽兰是抗血栓的一味奇药，主要用它活血通经，这个通经不只通月经，还可通经脉、通经络，而且利水退肿；泽兰能改变血液流变性，血液黏稠时用泽兰；泽兰还能止痛和解毒，带状疱疹，中医称作"腰缠火丹"，可以用泽兰，既止痛，又活血、解毒。

26. 水蛭无毒

水蛭，俗称"蚂蟥"，常用日本医蛭和宽体金线蛭。始载于《神农本草经》，列为下品，以其有毒矣。药理研究证实，水蛭素为良好的抗凝血物质，可溶栓，抗血栓形成，改善血液流变性，增加心肌营养与血流量，促进脑血肿的吸收，减轻周围炎症及水肿而缓解颅内压升高，又有明显的降血脂功能，且能改善肾小球病理损伤，降低血尿素氮和肌酐。水蛭还能促进血管内皮细胞修复，缓解血管痉挛，激活纤溶系统，是一味优良的心脑血管病用药。对血证有双向调节作用：少量（吞粉1g以下，水煎5g以下），再选配养血和血药则有止血作用；大量（吞粉1～3g，水煎5～10g），再选配活血化瘀药则有破血溶栓的作用。

水蛭经动物急性毒性试验和长期毒性试验证实，检测结果未见异常，无抗体形成，血浆中也未发现水蛭素抗原，各脏器病理切片未见病理组织学改变，临床应用也未发现毒性反应，因此水蛭为安全药。但临床应用水蛭有 3 项要注意：其味奇臭，难以汤剂口服，可以散剂装胶囊吞服；过敏体质者慎用；体虚者须配伍扶正药。

27. 地龙剔络祛风湿

地龙即蚯蚓，《名医别录》别名"土龙"。其剔络力宏，善祛风湿。地龙功效有五：解热镇痛，抗惊厥，息肝风；抗心律失常，抗凝血，溶栓；扩张支气管而平喘；清热利尿，尤治膀胱刺激征；抗癌，为免疫增强剂。

28. 王不留行活血而疗肾病

王不留行，《救荒本草》别名"奶米"。医者只知其为妇科专药，上通乳汁，产后少乳用王不留行通乳汁；下通经闭，用王不留行来治疗闭经。殊不知其可活血利尿，其性下行，走而不守而治各种肾病，是治疗肾炎的一味主要的药。但要注意，王不留行必须生用，炒后作用就减弱了，要写明生王不留行。王不留行还可消痈肿。

29. 苏木巧解心痛

苏木活血破瘀、消肿止痛，为妇科、骨伤科专药。药理研究证实，苏木能增加冠状动脉流量，降低冠状动脉阻力，促进微循环血流并使血管管径恢复而改善微循环障碍，抑制血小板聚集，降低血液黏稠度，并对心痛有明显的镇痛效应。苏木可以炒用，但要掌握剂量，正如《本草纲目》所言："苏方木乃三阴经血分药，少用则和血，多用则破血。"和血用 5g，破血用 10g。

30. 鸡血藤和血效药

鸡血藤，产于云南凤庆者最佳，《广西植物名录》别名"过岗龙""九层风"。功效同当归，既补血又行血，同为有效的调经药。补血之力次于当归，但尚能养筋通络，适用于虚人、老人及血虚不营、血不养筋、经络不通者，还能改善放化疗所致的血细胞下降。其性平和，用量可大，投 10～30g。

鸡血藤是和血的一味特效药，双向作用，既能补血又能行血，而且养筋通络。治疗虚痹，鸡血藤是味好药，既养筋又通络。鸡血藤能提升血象，而且能调经，贫血、白细胞下降、血小板降低可用鸡血藤，在辨证的基础上加石韦能明显升高血象。

31. 牡丹皮清肝泻火

牡丹皮生用清热凉血，退热消痈，酒炒凉血祛瘀，炭用凉血止血，胃虚者酒拌蒸。药理研究证实，牡丹皮可防止心肌缺血，增加冠状动脉流量，降低心肌耗氧量，显著降压，抑制血小板聚集，抗凝血，抑制中枢，催眠镇静，系心脑血管病的常用药。还有抗皮肤真菌感染的作用。

牡丹皮入肝经，其清热凉血活血之力可直泻肝火。牡丹皮既能凉血清热，又能止血消痈，所以肝火无论虚火实火，用牡丹皮均有效；假如不是肝火，用牡丹皮就偏离了。

32. 芍药区别投用

芍药有赤白之分。白芍《名医别录》别名"余客"，《本草纲目》别名"将离"。白芍养血和血、柔肝止痛，用于治疗血虚肝旺、营卫不和、血虚不营诸证。药理研究证实，白芍可抑制中枢，镇静，解痉而镇痛。平肝者生用，柔肝者炒用。

赤芍清肝泻火、凉血活血、散瘀消肿，专治热入血分、血热妄行、肝火瘀血、疮痈肿痛诸证。

现柔肝和营多用白芍，保肝止痛多用赤芍。治肝炎赤芍因味不酸，不伐肝而较白芍更宜；治痰瘀互结类冠心病，因化热多见，也比白芍更有效。

芍药要区分白芍和赤芍。白芍能养血和营，与桂枝合用组成桂枝汤；能柔肝止痛，与当归配合使用。白芍也能抑制中枢，镇静安眠、解痉镇痛。《伤寒论》有个治虚痛的名方——芍药甘草汤；还有一个止痛的方子——金铃子散，由川楝子和元胡组成。现在临床上虚实之痛，均可用金铃子散来止痛；而芍药甘草汤中不用甘草，因甘草不良反应较大，只用芍药，治疗肝气、肝火引起的疼痛。

赤芍泻肝火，凉血活血，善于消肿，这和白芍完全不一样，泻的作用比较大，犀角地黄汤里不用白芍而用赤芍，就是用赤芍来泻肝火。赤芍可以配合桂枝、地龙，来治疗月经不调，就是利用赤芍泻肝火、祛瘀消肿的作用。

33. 四种柴胡各有所主

药用柴胡分为 4 种：北柴胡，又称硬柴胡，《神农本草经》别名"地蒸"，《中药大辞典》别名"山根菜"；南柴胡又称软柴胡，系狭叶柴胡，辽宁地产别名"蚂蚱腿"；竹柴胡，又称竹叶柴胡、茅胡、春柴胡；产于银州色白黄而大者为银柴胡，另有石竹科银柴胡的干燥根也称银柴胡。

柴胡有 6 种功效：解热，抗痛，为透表泄热药，用于少阳痛疾、寒热往来、不明原因的发热；抗菌，抗病毒，抗流感，抗结核；改善肝功能，降转氨酶，利胆排石，疏肝调经；镇痛、镇静、抗惊厥，尤善治胁肋痛；消炎，治泌尿系感染；少用 5g 升举阳气。

北柴胡解表退热、疏肝解郁生用，调经止痛醋制，退虚热鳖血炒，升提止泻酒制，润肺止咳蜜炒。

南柴胡生用治肝郁劳热，劳热不是外感，也不是半表半里的热，而是虚热，肝热虚热用南柴胡。

竹柴胡就是柴胡尖、柴胡梢，疏肝止痛之力更强。胆结石要排石的时候，通过胆管比较窄，疼痛甚，可以加上竹柴胡，减轻疼痛。

银柴胡专退阴虚潮热，小儿疳热。

34. 枳壳破而不伤

枳壳系酸橙、香橼大而接近成熟的果实，枳实为小而未成熟的果实。性味辛苦而温，炒后辛燥之性缓和，功效是宽中除胀、消积祛痰。药理研究证实，枳壳可抑制胃肠蠕动，专治胸腹痞满、胀痛泄泻；收缩平滑肌，专治胃扩张、子宫脱垂、脱肛；显著升高血压，抢救休克。

枳实、枳壳，魏晋朝后始分用，枳实破气力宏；枳壳力缓，行气宽胸、消胀除痰，专于平气，其性破而不伤。枳壳可以抑制肠蠕动，治疗腹痛、腹泻，这就是《素问·至真要大论》里讲的"通因通用"，用枳壳理气消胀来治腹泻。上海某医院有位专家用枳壳和青皮这两味药抗惊厥，抗休克，升高血压，效果很好。枳壳可以收缩平滑肌，治疗胃下垂、子宫脱垂，可用到 15~30g，若怕行气太甚，可以加生黄芪、白扁豆。

35. 菖蒲不仅开窍而且消导

菖蒲分为 3 种：石菖蒲，《神农本草经》别名"昌阳"，《本草纲目》别名"水剑草"；节菖蒲，古称石菖蒲，以"一寸九节者"佳，又称"九节菖蒲"，近代以阿尔泰银莲花的根茎入药，有毒性，故弃用；水菖蒲，始载于《名医别录》，别名"白昌""泥昌"，其效不如石菖蒲，仅祛痰、止咳、止泻，故菖蒲入药以石菖蒲为优。

药理研究证实，菖蒲可镇静，解痉，抗惊厥。菖蒲豁痰开窍，宁神镇惊，专治痰蒙清窍证；有芳香化浊的作用，专治湿阻中焦证。医者用石菖蒲常以开窍为重，而疏忽其化浊之力，菖蒲实为消食良药，尤宜于痰闭食阻证。而且能祛痰止咳，消导止泻。痰浊、咳嗽可用菖蒲，食积腹泻可用菖蒲，当然也能镇痛、解痉、抗惊厥、宁心神、开窍、透窍。菖蒲一定要用石菖蒲。

36. 郁金理气和血

郁金，亦称"玉金"。有 5 个功效：理气解郁、凉血破瘀而治郁痛血滞证；清心镇静而治精神神经疾病；促进胆汁分泌排泄、保肝而治肝胆病、结石症；溶解胆固醇而降脂、防止心肌损伤而治冠心病；利尿排石而治泌尿系感染、结石症。

郁金调理气血有双重作用，既能行气解郁，又能活血化瘀，是气血双治药，尤宜于气滞血瘀证，也为内妇科要药。《温病全书》中的"菖蒲郁金汤"是郁金与石菖蒲同用，可调整大脑皮层功能。广郁金偏于行气，川郁金偏于化瘀。

郁金的特点是气血双理，行气又活血，和川芎一样，是味好药。郁金能理气解郁，凉血化瘀，化瘀作用胜过凉血，血瘀和痰浊一样，化热的多，变寒的少，所以郁金非常适合。郁金还能清心、镇静，保护心肌，能降脂，能利尿。郁金和菖蒲配合，中医讲能开窍、消导、理气、活血；西医讲能调整大脑皮层功能，所以这两味药治疗神经功能紊乱、更年期综合征是好药。

37. 陈皮类的运用

陈皮，始载于《神农本草经》，又名"橘皮"，以广东新会所产最佳，名为"新会皮"。陈皮为理气健脾，燥湿化痰，降逆止呕的要药。药理研究证实，陈皮对胃肠道有温和的刺激作用，可促进消化液的分泌和排除肠管内的积气。

橘红，系成熟果实最外层的果皮，行气健脾之力减而温燥化痰之功增，又可镇咳，最宜咳痰难咯者。以广东化州所产最优，又名"化橘红"。

橘白，系成熟果实最内层的果皮。燥散之性大减，专为和中化湿，治疗湿阻中焦证。

橘叶，系橘树的叶片，专于疏肝解郁、散结解毒而治胁痛乳痈、乳癖。

橘核，系橘之种子，一般炒用。有理气散结、消胀止痛之功，可回乳、治乳痈疼痛。

橘络，系果皮内的筋络，可理气止痛、通络祛痰，专治痰浊阻络证。

青皮系未成熟果实的果皮或幼小果实，醋炒为佳。虽然健脾作用不如陈皮，但破气散结、疏肝化滞之力明显，专治胁胀乳癖、乳痈、食积、肝脾肿大。

陈皮按功效分类，总的作用是理气、健脾。但是陈皮比较燥，临证时最好分类使用：橘红，祛痰镇咳作用非常好；橘白，和胃化湿；橘叶，疏肝解郁，散结解毒，肝气郁结加上乳腺增生就可以用橘叶；橘核，理气散结，消胀止痛，橘核一定要炒，生橘核的燥性很大，炒橘核就克服了燥性；橘络，理气止痛，通络化痰；青皮，破气散结，清肝化湿，当然青皮也有升血压的作用。

38. 香附镇痛主药

香附，《名医别录》别名"沙草根"，《本草纲目》别名"雷公头"。其药效有二：抑制子宫平滑肌收缩，是妇科调经胎产良药；理气解郁，疏肝主药，用于治疗郁证。生用上行胸膈，熟用下走肝肾，酒炒通经络，醋炒消积聚，姜汁炒祛痰饮，炒炭可止血。酒和醋同煮者名"制香附"，盐、酒、姜汁、童便分次制炒者名"四制香附"，均增其疏肝之力。

药理研究证实，香附挥发油可明显提高痛阈，缓解平滑肌痉挛，可止诸痛。

镇痛时醋炒效佳。香附为镇痛的主药，多用于治疗痛经，舒缓子宫痉挛性疼痛，与鸡血藤相配，一个行气，一个和血，是有效的药对；用于胃痉挛的疼痛，与高良姜配合，组成良附丸。

39. 川楝子清肝

川楝子又名"苦楝子""金铃子"。疏肝止痛，为止痛效药。川楝子苦寒，入肝经，实为清肝泻火和引入肝经的妙药；又是治疝专药；还可杀虫，尤能驱蛔。唯其所含川楝子素有小毒，不可过量，一般用 10g 以下。中毒轻者眩晕心悸，呼吸困难，呕吐腹泻；重者震颤、痉挛、麻痹，甚至死亡。

川楝子是味很好的引经药，引到肝经，泻肝火，疏肝止痛，治疗疝气而驱蛔虫。治疗胆道蛔虫，川楝子是味很好的药，既能驱蛔又能止痛。

40. 延胡索疗痛

延胡索又名"元胡索"，统称"元胡"。药理研究证实，延胡索能明显提高痛阈而缓解痉挛性疼痛，同时镇静催眠，安定降压，尤善治各类头痛；能扩张冠状动脉，增加其血流量，降低冠状动脉阻力并抗心律失常。酒炒重在行血，醋炒重在止痛。还能抗心律失常，无论缓慢型还是快速型的心律失常都能用。川楝子和延胡索配合是止痛的效方，虚证实证都能用。

41. 木香和胃醒脾

木香分 3 种：原产于印度、缅甸，由广州进口者为"广木香"，现云南丽江已引种成功，称"云木香"；产于四川安县的为"川木香"；马兜铃根称为"青木香"，有毒，要慎用。

木香生用行气止痛，解除胆道口括约肌痉挛而利胆，善治肝胆痛和胸腹痛。煨用抗菌，专治肠炎痢疾。

木香还有 2 个特效：专理胃肠滞气的和胃作用，可投 10～15g；"补而不滞""补而能行"的醒脾作用，常投 5g。木香，和胃醒脾，治疗脾胃疾病作用很明显。木香能抗菌，尤其是抗痢疾杆菌，用于治疗痢疾，是止痢的好药。

42. 薤白止心痛用酒作引子

薤白，俗称"荞头"，也称作"野蒜"，《本草纲目》别名"莜子"。通阳散结，理气宽胸，是治疗胸痹心痛的要药，必须蒸至气透圆心为度，方可药用。可投 10～15g，也可煮粥当食疗，但不可同牛肉做羹。

薤白止心痛的活性成分为"薤白苷""大蒜氨酸"等，不溶于水，只溶于乙醇，故用薤白止心痛必须用酒作引子，先加酒浸泡 1 小时，否则效价降低，影响止痛效果。酒者以白酒、黄酒最佳，可用 25g 浸泡。张仲景在《伤寒论》和

《金匮要略》中用瓜蒌薤白白酒汤治疗胸痹心痛，用了白酒，当然后世发展了，在南方还可以用米酒或黄酒。

43. 瓜蒌全用为宜

瓜蒌又名"栝楼"，《名医别录》别名"泽姑"。其功效有三：清化痰热，润肺通便，用于治疗痰热证；消肿解毒，治疗痈证疮疡；抗癌降脂。

瓜蒌皮偏于清肺止咳，利膈宽胸；瓜蒌仁偏于润肺涤痰，润肠通便。两者合之便是全瓜蒌，药用更全面，应全用为宜，常用30g。

栝楼根名为"天花粉"，润燥止渴，清热化痰，消肿排脓，治疗热病伤津，虚热烦渴，痰热咳喘，痈肿疮毒，近代用其抗癌。

瓜蒌一定要全用。全瓜蒌，清热化痰，非但祛痰且清热，痰浊化热十之八九，寒化的很少，所以痰浊患者适宜用全瓜蒌。瓜蒌排脓、消肿、解毒、抗癌、降脂，全瓜蒌的抗癌作用非常明显，能抗癌，又不苦寒，是治疗肿瘤非常适合的一味药。

44. 贝母之别

贝母分为3种：小者为"川贝母"，有阿托品样药效，可明显扩张支气管平滑肌而止咳化痰，但其抑制唾液腺分泌作用要比阿托品小30倍，不会引起口渴，是润肺止咳的良药；大者为"浙贝母"，产于浙江象山最佳，又称"象贝"，可清热软坚，散结解毒，是治疗痰热郁结、瘰疬痰核、乳痈肺痈的专药；"土贝母"，破癥解毒，为外科疮毒痈瘰专药。

45. 胆星之功

生南星又名"天南星"，有毒。用白矾水浸泡后再与生姜共煮后切片晒干，便成"制南星"，毒性减轻。取生南星研末，与牛胆汁充分拌和，日晒夜露，至无腥臭为度，制成小块，便成胆星，又叫"胆南星"。胆星或制胆南星可以药用，用量在10g以内，豁痰燥湿，为一切痰证要药。还可镇静、镇痛、抗惊厥，用于治疗风痰阻络证。胆星中毒者用生姜解之。

46. 葶苈子祛痰须炒用

葶苈子，《神农本草经》别名"大适"。分甜苦两种，如《本草纲目》所言："甜者下泄之性缓，虽泄肺而不伤胃；苦者下泄之性急，即泄肺而易伤胃，故以大枣辅之。"

葶苈子为泻肺祛痰要药，又能强心平喘，利水消肿，尤退胸腹水。用量15g以下，过量对消化道有刺激，引起呕吐。炒后药效不减，刺激减小。大家都知道葶苈子泻肺，有个古方叫"葶苈大枣泻肺汤"，泻肺作用厉害，用大枣来调和，现在不用大枣，用白扁豆、煨葛根，葶苈子炒了就不会泻得太过。葶苈子又是祛痰的一味主药，治疗呼吸系统疾病有个主要的方子——三子养亲汤，方中用白芥子、莱菔子、苏子。如果痰黏，不管痰黄白都是肺热，这时要把白芥子换成葶苈子，效果明显提高；痰稀薄，还用白芥子。泻肺利水、强心平喘、利水消肿都别忘了葶苈子，最好用生葶苈子，从大小便排水，水肿就容易消退，善退胸腹水。但有一点，葶苈子使用过量会泻会吐，要用15g以内，不宜超过15g。

47. 三苏分用

三苏：苏子、苏梗、苏叶，合称"紫苏"。为预防感冒，解鱼虾中毒的效药。

苏子，可减少支气管分泌，缓解支气管痉挛而祛痰止咳，降气平喘；能滑肠通便；能抗癌，它虽然不是清热解毒药但能抗癌且不伤胃。

苏梗，理气止呕安胎，尤善治梅核气，是治疗梅核气的效药。药理研究证实苏梗有孕激素样作用，与黄体酮相似，又有干扰素诱导作用。苏梗有黄体酮作用，能安胎，且对胎儿没有不良作用。

苏叶，扩张皮肤血管，刺激汗腺神经而发汗解热，用于治疗风寒外感；又可升高血糖，可治低血糖，但注意糖尿病患者别用苏叶。

48. 桑白皮泻肺力专

桑树之皮名"桑白皮"，生用泻肺利尿降压，泻肺水、肺火最宜，以退头面水肿为主并降肝阳肝火的高血压。蜜炙后寒性缓和而偏润，可以止咳平喘，用于治疗肺虚咳喘。

桑树之叶名"桑叶"，散风退热，清肺凉血，用于外感风热证。

桑树之枝名"桑枝"，祛风止痛，引药至上，治上肢痹证。治疗痹证，为提高疗效必须加引经药，上肢用桑枝、羌活、葛根；下肢加独活、木瓜、川牛膝。

桑树之果名"桑椹"，滋补肝肾，养血护发，专治神经衰弱、白发。

49. 夏枯草泻肝力宏

夏枯草始载于《神农本草经》，别名"乃东"，《名医别录》别名"燕面"，以清肝泻火为主。药理研究证实夏枯草可降压，尤善降舒张压，抗菌，抗病毒，降血糖，散结，抗腺癌，用于治疗肝火痰郁证。

还有一味降舒张压的好药是海藻，低压高的患者，用夏枯草和海藻。要注意，用夏枯草必须用夏枯草的头，它的梗没作用，所以有的地方就叫夏枯头，不要掺梗。

50. 金钱草利肝湿

金钱草为过路黄的全草，功于清利肝胆湿热。药理研究证实金钱草可促进胆汁分泌，利胆退黄并排石；利尿通淋，清热消肿，特别是使尿液变成酸性而把结石融化为泥沙排出。鲜汁外敷，用于治疗疮痈肿毒，毒蛇咬伤。其性平和，用量可达 15 ~60g。

金钱草，除了清利肝胆，能促进胆汁分泌，退黄排石的作用外，还有利尿通淋、清热消肿的作用，这个作用容易被忽略。金钱草用量要大，用到 30g。老年人的前列腺炎或者前列腺肿大，如果用 30g 的金钱草加 10g 的野菊花，是有效的。

51. 山楂消食活血又降脂

山楂，《新修本草》别名"赤瓜实"。药理研究证实其效有三：增加胃中酶类的分泌，促进脂肪类食物的消化，可健胃，消肉类食积和小儿伤乳；收缩子宫，破气散瘀，用于治疗血滞瘀阻证和疝气坠痛证；强心，降压，降脂，扩张冠状动脉，增加流量，防止心肌缺血，降低心肌耗氧量。

山楂的有效成分怕热，故用生山楂最佳。炒用有效成分含量降低，专治脾虚食阻的腹泻。焦山楂和山楂炭有效成分含量最少，但有抗痢疾杆菌的作用，也治血积癥瘕。张锡纯誉其"化瘀血而不伤新血，开郁气而不伤正气，其性尤和平也"。

山楂是味降脂的良药。山楂能健胃，增加消化酶分泌，但这时一定要用生山楂，炒后酶就破坏了，可以消肉积。山楂还可以破气散瘀，增加宫缩，治疗疝气；同时是味强心的好药，治疗心脑血管病，降低心肌耗氧量，防止心肌缺血，降压降脂。

52. 神曲消食健胃又理气

神曲由白面、杏仁、赤小豆、青蒿、苍耳、红蓼等 6 味药混合拌匀，发酵而成，故名"六神曲"。药效有二：富含酵母菌而消食健胃，专治食积不化，尤善消谷积；理气健脾，专治痰饮逆气。生用消食健胃，理气散滞；炒用健脾消食之力增强，发散作用减弱；焦用消食止泻作用加大。

神曲最大的特点是和胃理气，健脾祛痰饮。痰和饮不一样：痰是黏的，定名为痰浊；饮是稀的，叫水饮。痰和饮都可以用神曲来理气祛除。神曲消食和胃，专消谷积，停食可以用神曲。

53. 麦芽平缓消导

麦芽味甘性平，富含各种消化酶，特别是淀粉酶，可行气消食，专治米面薯芋果实积滞及小儿食阻吐乳。麦芽还可以抗真菌。

麦芽对乳腺有双向调节作用：生用小量（10 ~15g），催乳通便；熟用大量

（30g），回乳消胀。产后乳汁不下，可以用 10g 生麦芽，加上其他的药，产后 3 天以内能明显下奶。假如断奶，用 30g 焦麦芽，这时乳房会很胀，因为乳汁不可能一下子停止分泌，可以用皮硝，皮硝是芒硝的一种，把皮硝放在胸罩里，晚上戴，白天拿掉，3 天之后就能断乳。焦麦芽可增强健胃消导、行气消积的作用。麦芽消导比较平缓，没什么副作用，用量大也没关系，不会出问题。

54. 鸡内金消食怕热

鸡内金有 3 个功效：所含胃激素、酵母酶能促进胃液分泌及增加酸度，使胃蠕动增快，排空加速而健脾消食，特别适用于脾虚停食证和小儿疳积证；涩精止遗，专治遗精遗尿；消癥化石，用于治疗胆、泌尿系结石和癥瘕闭经。但其活性成分易受高热破坏，故以生用为佳，最好研末冲服，如以煎剂用量宜增大，可用到 30g 以上。

鸡内金消食一定要生用。对遗精遗尿鸡内金也是味好药，最好用生鸡内金磨粉，装在胶囊里，用来治小儿遗尿、男子遗精。各种结石，肾结石、胆结石都可以用生鸡内金。用生鸡内金 2 份，山慈菇 1 份，磨成粉，放在胶囊里，治疗子宫肌瘤、卵巢囊肿、甲状腺癌都非常有疗效。

55. 莱菔子降压不降气

莱菔子有 2 个功效：消食除胀力宏，用于治疗食积气滞；祛痰降气力专，用于治疗痰浊壅盛证。莱菔子所含的芥子碱有明显的降血压作用，而且效果稳定，是一味治疗高血压的效药。

莱菔子行气而不破气，在用参类补气中稍佐莱菔子（10g 以下）补而不滞，反能提高疗效。正如《本草新编》所云："人参得萝卜子，其功更补，盖人参补气，骤服气必难受，非止喘胀之症也，然得萝卜子以行其补中之利气，则气平而易受，是萝卜子平气之有余，非损气之不足，实制人参以平其气，非制人参以伤其气。"因此莱菔子应发挥其降压之新用，并不破气，与参芪通用无妨矣。

莱菔子消食除胀，祛痰降气，哮喘患者痰多用莱菔子有效，既能平喘降气，又能祛痰。而且莱菔子能明显降血压，高血压的患者，无论是哪个类型，都可以用莱菔子来降血压，可用到 15g。有个食疗方，用莱菔子芽加点儿醋，拌了当凉菜吃，开胃消食又降血压。在补气药中用莱菔子，补而不滞，但是用萝卜就不行了，吃了补气药后千万别吃萝卜，那是破气的，尤其是白萝卜。

56. 钩藤降血压后下

钩藤，《全国中草药汇编》别名"倒挂刺""鹰爪风"。息风止痉作用明显，为惊痫抽搐要药。药理研究证实钩藤能明显降血压，改善血流动力学，抗心律失常，抑制血小板聚集，抗血栓形成，可用于治疗心脑血管病属肝阳、肝火证。其活性成分为钩藤碱，怕热，用于降血压时不宜久煎，要后下取效。

钩藤除了降血压外还能息风，抽风、惊厥，尤其是小儿慢惊风、急惊风，钩藤是味好药。如果血压不高，钩藤就不用后下，与其他药一起煎即可。钩藤还能抗血栓，治心律失常。钩藤降血压，各种类型的高血压都可以用钩藤，沈氏女科有一个降压四味汤，第一味药就是钩藤，然后再配合辨证论治加药。

57. 苡仁化湿要生用

苡仁，又名"薏苡仁"，始载于《神农本草经》，别名"解蠡"。其效健脾利尿，清热利湿。药理研究证实苡仁可镇痛，抑制骨骼肌收缩而除痹；解毒排脓抗癌，特别善治肺痈、肠痈和肺癌、肠癌。

苡仁药性平和，用量可大，投 60～90g 也无妨。唯在煎药时要糊锅，故可以汤剂煎二汁，煮苡仁成粥服用。苡仁的功效以化湿为主，生用最宜，炒者仅用于脾虚泄泻。

苡仁是味化湿的好药，化湿不燥。苡仁必须生用，既能健脾利尿，又能清热利湿。湿也好，饮也好，化热的多，苡仁既化湿又清热，作用比较全面。苡仁还可以镇痛，除痹。治疗痹证，苡仁是味好药，尤善治疗着痹湿重，以湿为主，传统用薏苡仁汤，我习惯用茵陈四逆散，在四逆散里加茵陈，茵陈要后下，再加上苡仁，疏肝通经，祛除经络里的湿邪。怎么确定着痹？第一点，感觉关节酸、胀、沉、麻、板，不是痛；第二点，晨起症状明显，活动后减轻；第三点，苔腻。苡仁还是抗癌的好药，苡仁用量要大，量越大抗癌作用越好。但是苡仁用量超过15g以后，熬药会困难，药会粘锅，故可以用生苡仁单包，用到 60～120g，拿头煎二煎的汤药煮苡仁，做成苡仁粥，让患者分 2 次喝，这样苡仁量加大了又不会熬糊。生苡仁能降血糖，治糖尿病，可以用茯苓和生苡仁做成粥，用量可大。苡仁还能解毒排脓，治疗肺脓疡，大家都知道治肺脓疡的千金苇茎汤，方中有芦根、生苡仁、桃仁、白豆蔻，这个方子也可以用来治疗肺癌，芦根用30g，加桃仁、生苡仁、砂仁，砂仁可换成蔻仁，加上杏仁，再加30g的鱼腥草，生苡仁量大，用60～120g，煮成粥，治肺癌有明显的疗效。当然治疗肿瘤受很多因素限制，如饮食、情绪、气候，包括用药，用这个方子至少能缓解症状，提高生存质量，延长生命。

58. 泽泻利湿降脂

泽泻始载于《神农本草经》，别名"芒芋"，《本草纲目》别名"禹孙"。因产地不同而分为"建泽泻"和"川泽泻"。生用利尿渗湿，清热通淋；盐炒滋阴入肾，增强清热利水作用；麸炒缓和药性，偏于胜湿醒脾，祛痰除湿。

泽泻功效有三：清热渗湿，专治下焦湿热证；"补中有泻"，正如《本草纲目》所言："古人用补药必兼泻邪，邪去则补药得力，一辟一阖，此乃玄妙。"如地黄丸用泽泻，泻膀胱之邪气；祛痰渗饮，专治痰饮眩晕证。药理研究证实泽泻可显著利尿，增加尿量及尿素氯化物排量，对肾炎肾功能差者更宜；抑制血中胆固醇生成，缓解动脉硬化，抗脂肪肝，降血压，降糖，是治疗糖尿病的效药。

泽泻利尿主要是排氯离子和尿素氮，肾功能不好表现为尿素氮高、肌酐高，用泽泻合适。泽泻能清热渗湿，祛痰，明显降脂，血脂高、脂肪肝、血压高、血糖高、尿酸高都可以用泽泻。梅尼埃综合征，表现为头晕，天旋地转，呕吐，耳鸣，眼球震动，可以用泽泻加炒白术和蝉蜕。

59. 车前草优于车前子

车前草以种子入药，始载于《神农本草经》，别名"当道"；《名医别录》起并用叶及根，药用全草。药理研究证实车前草有显著的利尿作用，并增加尿素、尿酸、氯化物排量。车前草能清热通淋，解毒止血。车前子还可祛痰止咳，其子细小，必须包煎。

车前草包含车前子，药效较车前子更全面，不必包煎，药性平和，可以重用（30g 以上）；如用鲜者倍量，取汁兑服，效果更佳。

60. 白花蛇舌草清热利尿不伤胃

白花蛇舌草，又名"狭叶韩信草"，《全国中草药汇编》别名"尖刀草"。医者只知其解毒抗癌而用于各类癌瘤、疮疖肿毒等，其还可清热利尿而用于热淋和利尿排邪，其性虽寒但不伤胃，可以重用 30g 以上，应当视作一味利尿排邪的良药。

61. 茵陈清热利湿要后下

茵陈，又名"茵陈蒿""绵茵陈"，《本草纲目》别名"田尘"，《广雅》别名"马先"。药理研究证实茵陈能增加胆汁分泌而利胆退黄，清热利湿，为治疗湿热黄疸主药。茵陈还可利尿、降血压、降血脂、抗凝血、清热镇静、燥湿止痒。

茵陈质轻，其活性成分有挥发油，不能久煎。有的医者用量过大，使煎煮不便，久煎又减效，故提倡茵陈后下，用量15g 以内即可奏效。

治疗阳黄有一个名方——茵陈蒿汤，其中第一味药就是茵陈，加上黄柏，这两味主药叫"茵陈蒿汤"。茵陈是止痒的好药。茵陈有抗凝效果，但须后下。茵陈可以清热，解热镇痛。高血压的患者用了钩藤，血压平稳了，只要舌苔腻，就可以改成用茵陈，钩藤降血压并不利湿，茵陈降血压还能清热利湿，比钩藤的效果更好，但降血压的作用不如钩藤，所以先用钩藤再换茵陈。

62. 石韦升血象防伤肾

小叶石韦利水通淋，凉血止血，用于治疗膀胱湿热证、血热妄行证。大叶石韦清肺祛痰，可以抑菌，抗病毒，抗钩端螺旋体。石韦能提升血象，特别是针对放化疗后的白细胞下降，配伍用鸡血藤其效增强。但石韦易伤肾阴，《得配本草》有戒："真阴虚者禁用。"

63. 海藻软坚治肾炎

海藻，始载于《神农本草经》，别名"落首"。消痰软坚作用明显，是治疗瘿瘤、瘰疬的主药。药理研究证实海藻所含的褐藻酸有明显的降血压作用，并有肝素样抗凝血作用，也可降血脂，减轻动脉硬化。用其利水退肿可治肾炎，既可退肿，又能改善肾功能，特别是苔腻的肾炎，合并高血压、高血脂者更宜。

海藻祛痰，连祛带消，古方海藻玉壶汤，用来治疗甲状腺肿大、甲状腺瘤，即取海藻祛痰散结的作用。临床治疗顽痰不化，可用竹茹、天竺黄、竹沥三竹轮换，如果痰仍未去，可加海藻和昆布来退腻苔。海藻能降血压，尤其是降低压，并能抗凝抗脂，利水消肿，是很好的药。使用海藻要注意一点，其所含盐分大，一定要浸泡10分钟。

64. 蛤壳祛痰除苔腻

蛤壳，又名"海蛤壳"，系文蛤、青蛤的贝壳，富含碳酸钙。有清肺祛痰之功，还有软坚散结之力，可除腻苔。炒用制酸止痛又补钙；外敷可敛疮收口，治疗臁疮湿疹。

65. 慈菇散结消肿块

慈菇，产于云南丽江的叫"山慈菇"，老鸦瓣的鳞茎叫"光慈菇"，均含秋水仙碱，可抑制细胞核的有丝分裂而抗肿瘤，可以解毒散结而消肿块。慈菇有小毒，特别是对肝脏有损害，煎剂用5～10g，散剂每天用1g以内。

66. 黄连止心悸

黄连，又名"雅连""川连"，最佳者称"鸡爪黄连"。黄连可清热泻火，燥湿解毒，尤清心火，为泻实热邪火主药。药理研究证实黄连有广谱抗菌作用，抗病毒、抗结核、抗阿米巴原虫和阴道滴虫，适用于各种感染。其所含的小檗碱（黄连素）有较强的正性肌力作用，可增加冠状动脉流量，防止心肌缺血，缩小心肌梗死面积，降低心肌耗氧量，又可抗心律失常和降血压，治疗心血管病有特效。

生黄连清心火，解热毒。酒制黄连专清上焦头脑之火。姜黄连可清气分湿热，善散肝胆实火。炒黄连寒性缓和，不伤脾阳。黄连炭偏于清热止血。

黄连清心止悸，尤其对快速型的心律不齐效果甚佳；另外，黄连清热泻火，还能燥湿解毒，它清泻的火是心火；黄连还能广谱抗菌，对革兰阳性菌、革兰阴性菌、球菌、杆菌等均有效，特别是能抗病毒、抗结核。黄连苦寒，但并不伤胃，所以可以大胆使用。黄连是治疗心血管病的一味好药，还可以降血压、降血糖，治糖尿病黄连也是味好药。黄连，尤其是鸡爪黄连非常苦，现在可以把黄连素提炼出来，制成黄连素片，每次口服 3～5 片，这样就没有苦味了。当然大便干的时候，要少用黄连。

67. 黄芩除湿疹

黄芩，始载于《神农本草经》，别名"腐肠"。黄芩清热燥湿，泻火解毒，止血安胎，尤善清肺火。药理研究证实黄芩可解热退黄，利尿，降血压，抗菌、抗病毒，降血脂，抗血小板聚集。黄芩还可除湿疹，"肺主皮毛"，其清肺火、利小便，十分切合皮肤湿疹，如配伍制大黄、桑白皮其效更佳。体轻虚者为"枯芩"，又称"片芩"，善清肺火；体重实者为"子芩"，又称"条芩"，善泄大肠热。酒芩清上焦之火，猪胆汁炒黄芩清肝胆实火，黄芩炭可以止血，除湿疹以枯芩最佳。

68. 黄柏停梦遗

黄柏，又名"卷柏""川柏"，《神农本草经》和《伤寒论》别名"檗木"。黄柏清热燥湿，专泻肾火。生用降实火，盐炒清虚火、制相火，黄柏炭功专止血。药理研究证实黄柏含小檗碱而具广谱抗菌作用，能促进胆汁分泌而利胆退黄，降血压，降血糖，降血沉，保护血小板不易破碎而止血。黄柏因可退虚热、制相火而有滋阴之功，对阴虚内热、相火妄动的遗精滑泄有特效。

黄柏泻的是肾火，而且止遗，尤其对遗精遗尿效果甚好。关节炎血沉高可用两味药：一味是黄柏，另一味是忍冬藤，忍冬藤就是银花藤，用 30g 的忍冬藤加 10g 的黄柏，就能降血沉。

69. 知母降血糖

知母，《名医别录》别名"苦心"，《新修本草》别名"昌支"。知母既清泻肺胃实火，又滋养肺肾之阴。盐炒增强益肾滋阴、清降相火之力；麸炒具有缓和润滑之性，脾胃虚弱便溏者也可用。其所含的皂苷有明显的降血糖作用，加之清火滋阴之功，对糖尿病又可消除"三多"症，是降血糖效药，配伍生石膏清热，配伍生地黄滋阴。

知母本身没有滋肝肾的作用，通过降相火来滋肝肾，如知柏地黄汤，知母配合黄柏，降了相火就滋了肝肾。

70. 栀子通便秘

栀子，始载于《神农本草经》，别名"木丹"，《名医别录》别名"越桃"。栀子清泻三焦实火而除烦，清热利湿而退黄，广谱抗菌而解毒，凉血明目而止血，外敷治疗疮疡肿毒、扭伤肿痛。生者清热降火，除烦利尿；炒者缓和药性，偏于凉血解毒；姜栀子加强除烦止呕作用；焦栀子凉血止血；栀子炭收敛止血。

眼科有个顽疾叫视神经萎缩，可以用生栀子来凉血明目。栀子还能除烦止呕，清热解毒。

71. 苦参宁悸伤脾胃

苦参具有清热燥湿、利尿通淋、退黄止利、止带杀虫的功效。其所含苦参碱有明显的正性肌力作用，能够抗心律失常，防止心肌缺血，增加冠状动脉流量，扩张血管而降血压，成为宁悸良药。苦参苦寒而燥，久用多服伤胃损脾害肾，影响食纳，加重便溏，导致腰痛。临床用量应在10g以内，中病即止。

72. 公英消炎可健胃

公英原名"蒲公英"，始载于《新修本草》，《本草纲目》别名"狗奶草""黄花地丁"。公英对金黄色葡萄球菌、链球菌有较强的杀菌作用，是清热解毒、消痈散结的主药。专治感染性热病、疗毒痈肿，也可鲜品外敷解毒。公英还有利湿通淋、降酶退黄的功效，另外可疏通阻塞的乳腺管，是治疗乳病的良药。

公英虽苦寒，但其所含的生物碱对幽门螺杆菌有良好的杀灭作用，又能保护胃黏膜，抗胃溃疡而有健胃功效，对胃炎、溃疡病有奇效。

公英是味好药，苦寒不伤胃，反而能健胃，有明显的消炎、杀菌、解毒、退热、消痈作用。公英能利湿通淋，降酶退黄，降转氨酶、转肽酶，退黄疸；能疏通乳络，是治疗乳腺增生的一味好药。

73. 草决明润肠良药

草决明，又名"决明子"，《医学正传》别名"还瞳子"。草决明具有清肝明目、滋肾利水的功效。药理研究证实草决明能够降血脂、降血压、抗血小板聚集，又退胸腹水。其所含的大黄素等有缓泻作用，促进胃液分泌，系润肠良药，尤宜于热结津亏的便秘，常以生用30g。

我们一般多用生决明子，决明子炒了作用就降低了。生决明子有明显的润肠作用，能清肝明目。同时，生决明子能滋肾利水，适用于阴虚水肿的患者，但决明子的量一定要大，要用30g。决明子也能降血压、降血脂，而且退胸腹水。退胸腔积液、腹水，可以葶苈子和决明子合用。决明子还能缓泻，促进胃液分泌，常用于热结津亏的便秘，可以用白菊花和当归，再加上决明子，能起到增水行舟的作用。

74. 海参肠治痫奇药

海参肠系梅花参、光参腹内的沙肠。洗净沙子，焙干，常以散剂装入胶囊，每次 1.5g，每天 2 次，用石菖蒲 15g 煎水送服。海参肠富含蛋白质和钙、磷，祛痰透窍，养血润燥，是治痫证奇药。

75. 葛根强心

葛根，又名"粉葛""干葛"，始载于《神农本草经》，别名"鸡齐根"。葛根有 4 个功效：发表退热，解肌透疹，缓解肌肉痉挛，最宜治项背强痛；清热生津，降血糖，为治糖尿病妙药；改善脑循环，降血压，治高血压尤可消除症状；升阳止泻，治肠炎、痢疾，常用煨葛根。

药理研究证实葛根所含的葛根素能减慢心率，增加每搏量，降低心肌耗氧量，改善心肌氧代谢，提高心肌工作效率。葛根能缓解冠状动脉痉挛，增加冠状动脉流量，防止心肌缺血，缩小心肌梗死范围，抗心律失常；扩张血管，改善微循环；抗血小板聚集，降血脂，促进动脉内皮细胞修复，防止血栓形成。因此，应重视葛根治疗心血管病的强心药效。目前已有"葛根素注射液"和单味葛根的"愈风宁心片"，便于临床应用。

葛根的心血管效应特别明显，并且具有发表退热，解肌透疹的功效。《伤寒论》里面的葛根汤，在辨证用药以后加葛根。主要治疗骨质增生引起的颈项强直症状。葛根还能帮助药物透过血脑屏障，提高药物的疗效。葛根能升阳止泻，减慢心率，可增加心脏每分钟的搏出量，又降低心肌的耗氧量，增加冠状动脉血流量，抗血栓，降血脂。

76. 芦根清肺

芦根，又名"活芦根""苇子根"，《备急千金要方》别名"苇茎"。芦根清热生津，为热病伤津主要用药，又能止呕利尿除淋，鲜者可透疹，解鱼虾毒。药理研究证实芦根有排脓祛痰抗癌作用，重在清肺，是肺痈肺癌的主药。清肺又利尿，用量可大，可用 10～30g，鲜者倍量，取汁兑服，其效更著。

芦根，清肺抗癌，清热生津，利尿除淋。中医的"淋"涵盖面比较广，包括血淋、石淋、膏淋、劳淋、砂淋，但绝不是西医的淋病。芦根能排脓祛痰，如千金苇茎汤治疗肺癌，苇茎就是芦根，用 30g。在夏季可用鲜芦根，用 60～90g，捣汁兑服，效果更好。

77. 青蒿退热须后下

青蒿有明显的解热作用，且抑制疟原虫发育，是治疗疟疾的特效药，也退虚热。然其活性成分青蒿素为挥发油，不宜久煎，宜15g后下。

78. 菊花类巧用

菊花，始载于《神农本草经》，别名"节华"，《名医别录》别名"更生"，《本草纲目》别名"金蕊"。分3类：

黄菊花，又名"杭菊花"，善清上焦风热，为外感风热主药，兼抗菌。

白菊花，又名"滁菊花"，善泻肝火，清肝热，明目又降压。

野菊花，又名"岩香菊"，解毒消肿，降压强心，改善血流动力学，抗心肌缺血，减慢心率，明显降低心肌耗氧量，增加冠状动脉流量，抗血小板聚集，还可治疗盆腔炎、前列腺炎。其降压作用优于白菊花，但平肝明目不及之，其清热解毒作用大于黄菊花，尤善治咽痛。

菊花是味良药，但必须巧用。

黄菊花，祛的是上焦的风热，既能清热又能祛风，而且能抗菌，黄菊花是一味很好的抗菌药。

白菊花的功能就不一样了，是清肝泻火，明显降血压，所以血压高的患者都用白菊花。

野菊花解毒消肿，当然野菊花有强心降压作用，治心血管病，野菊花是一味非常好的药。野菊花还能清热消炎，所以野菊花的作用要比黄菊花、白菊花还要全面。在临床上除降血压外，我基本上都用野菊花。

79. 竹子类分用

淡竹叶，解热除烦，清心利尿，特别是增加氯化物排量。

竹叶卷心，系苦竹初出之卷状嫩叶，以清心为主，专治热病神昏。

竹茹，系淡竹茎去外皮后刮下的中层纤维。《金匮要略》别名"竹皮"，《草木便方》别名"麻巴"。竹茹既清肺祛痰，又清肺止呕，还可凉血安胎。

竹沥，系鲜淡竹火烤沥出的液汁，又名"竹油"。竹沥可豁痰镇静，专清心、肺、胃之火。

天竺黄，系寄生的竹黄蜂咬洞后，于竹节间贮积的伤流液，干涸凝结而成的块状物。或是火烧洗竹、竹沥溢在竹节间凝固而成，又名"竹黄""竹膏"。天竺黄具有清热祛痰，清心定惊的功效。

竹类，也是良药。先讲竹叶，清心除烦，治温病时多用竹叶，热入心包昏迷、烦就用竹叶、竹茹，既能清心又能除烦，还能退热、利尿。当然，热入心包的时候最好用竹叶卷心，还能醒神。竹茹，这味药很多用，竹子的外皮，清肺祛痰，温胆汤第一味主药就是竹茹，痰多化热，竹茹能祛痰、清肺、清热，治疗痰浊化热非常切合；又能清胃止呕，治疗呕吐竹茹是味好药，尤其是妊娠呕吐，既能安胎又能止呕。

竹沥也叫"竹沥水"，或叫"竹沥油"。就是毛竹中间加热，火烧，两头留下来的竹水。主要作用是豁痰，而且有镇静作用，清心泻火。痰浊蒙窍引起了昏迷，用竹沥效果更好。现在有制好的竹沥水，20mL 1 瓶，可以每次 10mL 兑在汤药里喝。

天竺黄可祛痰、清热，尤其能清心定惊，治惊厥。天竺黄还有一个作用是通便，痰浊化热加上便秘，就不用竹茹，用天竺黄。

80. 蛇床子并非仅仅燥湿止痒

《本草纲目》云："蛇虺喜卧于下食其子，故有蛇床、蛇粟诸名。其叶似蘼芜，故名墙蘼。"《名医别录》别名"枣棘""思益"。蛇床子有良好的抗真菌、抗病毒、抗滴虫作用，燥湿杀虫、祛风止痒而治阴囊湿疹，带下阴痒，疮癣抓痒，并能减少炎性分泌物，内服外用均可。

药理研究证实蛇床子有雄性激素样作用，并可延缓衰老，是温肾壮阳妙药。有抗心律失常作用，类似钙离子拮抗剂。虽不如仙茅之温燥，但也不宜用于湿热下注、阴虚火旺者。其所含蛇床子素抑制心脏，对心功能差者要慎用。服后有舌麻感，用量 10g 以下，久煎半小时，麻感可消失而不影响疗效。

蛇床子，皮肤科用它止痒，因蛇床子能抗真菌、抗病毒、抗滴虫，对阴道滴虫、皮肤真菌感染或病毒感染具有良好的作用。如疥疮，手脚奇痒，可用蛇床子配合内服，煮水泡洗，非常有效。同时，蛇床子又是天然的雄性激素，可以延缓衰老，有钙离子拮抗剂的作用，还可以治疗不育。

81. 益母草不只用于妇科

益母草，始载于《神农本草经》，别名"茺蔚"，《青海药材》别名"坤草"，《本草纲目》别名"猪麻"。益母草所含益母草碱对子宫有明显的兴奋作用，使子宫紧张度、收缩力增强，收缩频率加快而活血祛瘀，成为妇科要药。

益母草还是内外骨伤科良药：有明显的利尿消肿作用，可治肾炎水肿；增加冠状动脉流量，减慢心率，改善心功能，对抗心肌缺血，缩小心肌梗死范围，抗血小板聚集，抗血栓形成而治疗心血管病；清热解毒而治疮疡肿毒、皮肤痒疹；散瘀止痛而治跌打损伤、瘀血肿痛。其子称为"茺蔚子"，功同益母草，作用更明显且可清肝明目。张介宾在《本草正》中有戒："若血气素虚兼寒及滑陷不固者皆非所宜，不得以其益母之名，为妇人所必用也。"使用益母草一定要转变一个观念，它并非妇女专用。

82. 老鹳草专疗腰痛肢麻

老鹳草，《滇南本草》别名"五叶草"，始载于《救荒本草》，别名"斗牛儿苗"。其所含槲皮素可加强肾上腺皮质功能而显著抑制关节炎，有祛风湿、舒筋络、活血脉的功效，为治疗风湿痹证妙药，特别是对腰痛骨楚、肢体麻木更有效，配鸡血藤可增其疗效。老鹳草含鞣质，有清热利湿止泻作用，可治疗湿热下利。其性平和，可用 10～30g。

老鹳草，善治腰痛和肢麻，还能祛风湿、疏经络、活血。所以腰痛患者，可以用鸡血藤和老鹳草，尤其对肾亏腰痛有特效。老鹳草具有清热利湿，和胃止泻的功效，对饮食不洁引起的腹泻，尤其是肠炎和慢性痢疾引起的腰痛，用老鹳草既能止痛又能止泻。

83. 伸筋草缓解肌肉紧张

伸筋草，为石松及灯笼草的全草，《生草药性备要》别名"太岁葛"。为祛风湿要药，可舒筋活络，缓解肌肉紧张，最宜于痹证而见拘急转筋、屈伸不利者。跌打损伤，带状疱疹时也可以用。烧炭存性，配合外敷，消炎止痛效果更为显著。

伸筋草，能缓解肌肉紧张，舒筋活络，尤其是拘急不利可以用伸筋草。治疗妇女不孕，凡是多囊卵巢或者卵巢囊肿，用伸筋草和鸡血藤这两味引经药，引药到输卵管、卵巢。治疗子宫肌瘤，则用桂枝和苏木作为引经药。

84. 酸枣仁生用兴奋

酸枣仁养心阴、益肝血而宁心神，为滋补性安神要药，有良好的镇静催眠功效，善治心肝血亏的惊悸失眠，也治阴虚阳亢的虚烦失眠；酸枣仁还能敛汗、生津、涩精、降血压，须炒用，打碎入药。生酸枣仁作用相反，有兴奋作用，专治嗜睡症。

酸枣仁注意一定要炒，才能安神。生的酸枣仁作用则相反，越用越睡不着。酸枣仁除了安神外，还养心阴，补肝血。冠心病治疗，心阴不足而引起的冠心病，有两味主药，就是麦冬和酸枣仁。遗精的患者可以用炒酸枣仁，不能用生酸枣仁。生酸枣仁只用于嗜睡的患者，除此之外都用炒酸枣仁。

85. 五倍子降糖涩胃

五倍子系寄生于盐肤木叶上的虫瘿，为收涩性止泻药兼可敛肺、止汗、固精、止血，且可杀灭精子。《太平惠民和剂局方》有秘传"玉锁丹"，以五倍子、茯苓、生龙骨组成，专治消渴病。五倍子新用有降糖止渴作用，但其性寒涩，过量涩胃，可用 10g 以下，或研末加大量装入肠溶胶囊吞服，可防其涩胃。

86. 生牡蛎软坚祛痰

牡蛎富含钙质，生用滋阴退热，潜阳镇惊，软坚散结。煅用固涩制酸，专治汗证、遗精、崩带、胃酸、佝偻病。

牡蛎其性咸寒，最宜化顽痰壅热，凡苔腻而黄者，无论痰之广义狭义，均可以生牡蛎祛痰除腻。市售已研碎，故不必先煎。

煅牡蛎用途很窄，就是收敛。生牡蛎的作用广泛，能软坚祛痰，对于顽痰苔腻，生牡蛎是味好药，可配合生龙骨、海蛤壳。生牡蛎能软坚散结，可治疗乳腺增生、甲状腺瘤，用量一定要大，用 30g。生牡蛎还可潜阳镇惊。

87. 生龙骨宁神止悸

生龙骨系动物骨骼化石，富含磷酸钙、碳酸钙。功专镇惊宁神、潜阳止悸，治疗阴虚阳亢、心神不宁证。其所含钙质能降低骨骼肌的兴奋性，对惊痫癫狂有镇静作用。煅者收敛固涩。龙齿系动物齿的化石，重镇宁神更专。目前均已研碎，不必先煎，用量 15～30g。

生龙骨可以宁神，睡眠不好，可以用生龙骨，不用生牡蛎；有积块，用生牡蛎，不用生龙骨；心慌、心律失常不用生牡蛎，用生龙骨，潜阳镇惊；阴虚阳亢的患者用生龙骨，可降低心肌的兴奋性，减轻肌肉痉挛、抽搐，所以惊痫癫狂都用生龙骨，不用生牡蛎，止痉作用相当好。

88. 珍珠母平肝降压

珍珠母为蚌类动物的贝壳，既平肝潜阳，又清肝明目，对肝阳上亢、水不涵木证有特效。高血压有上述证类者更宜，既可降血压，又能改善症状。因已研碎，不必先煎，可用 30～60g。

89. 白鲜皮止痒缓斑

白鲜皮色白，入肺经。肺主皮毛，治黄褐斑、雀斑有效，内服外敷兼施效更佳。可以研末用浓茶或黄瓜汁调敷患处，晚敷晨洗或用汤剂再煎 3 汁凉敷。其苦寒伤胃，不宜长用久服，用量限于 10g 以内。

90. 大黄不在通便在泄热

大黄，始载于《神农本草经》，别名"将军"，《本草纲目》别名"锦纹"。其所含大黄素有明显的导泻作用，是苦寒攻下要药，因其怕热宜生用后下。其又含大量鞣质，有涩肠作用，能治便秘。临床上用大黄攻下，多见泻后反秘，生大黄过量应用又有头痛、呕恶、腹部绞痛的副作用，故临床用大黄不在攻下而在泄热，常投制大黄，不必生用后下。

药理研究证实制大黄荡涤实热，泻火凉血，行瘀破积。而且利胆退黄保肝，又有抗菌、抗真菌、抗病毒作用，还有抗溃疡作用，降血脂，利尿，抗肿瘤，故制大黄泄热效用比较广泛。

大黄炮制后，大黄素均有减量影响，但对鞣质影响较小，因此泻下虽减，但泄热更为突出。酒大黄引药上行，善清上焦实热；醋大黄增强消积化瘀之力，用于治疗癥瘕积聚；大黄炭行瘀止血，用于治疗血热有瘀的各种血证。

大家都认为大黄通便，实际上大黄通便有副作用，前三天大便通了，后三天大便更秘结。大黄里面有鞣质和大黄素，大黄素通便，鞣质则致便秘。我用大黄不在于通便，而在于泄热，用制大黄就行。但用大黄不能过量，最多用 10g。大黄专泻胃肠实热，凉血，行瘀破结；能退黄保肝；抗菌，抗病毒，抗溃疡病。如溃疡病，尤其是幽门螺杆菌感染，可以用大黄配合公英，效果很好。大黄还能降血脂，利尿，抑制肿瘤。

91. 防风不仅是风药

防风，始载于《神农本草经》，别名"铜芸"，《吴普本草》别名"百枝"，《名医别录》别名"屏风"。防风为治风专药，有发汗退热、祛风解痉的药效，善治感冒发热，风寒风热均可用之，为治破伤风妙药。防风不仅仅是风药，还有镇痛镇静作用，是止头痛、关节痛的妙药；炒炭散风止血，善治便血、崩漏；炒用抗菌，抗真菌，止痒祛疹，可解湿毒。

92. 连翘不仅是表药

连翘，《中药志》别名"空壳"，是辛凉解表主药。药理研究证实连翘有广谱抗菌作用，具有抗阴道滴虫、抗流感病毒、抗结核、消瘰疬的功效。"连翘心"治疗急性热病、热陷心包证效果最佳。

连翘含大量的维生素 K，可增强毛细血管致密度而止血，又降血压，可预防中风。对洋地黄、吗啡所致的呕吐有明显镇吐效果。利尿消炎，治泌尿系感染和心热移肠证，有强心作用，尤善治心力衰竭。又为"疮家圣药"，善治疮疡疔肿等化脓感染。

93. 金银花炭消炎力强

金银花，始载于《名医别录》，别名"双花""忍冬花"。金银花有广谱抗菌作用，对革兰阳性菌、革兰阴性菌、皮肤真菌都有明显的抑菌作用，抗流感病毒，且能解毒退热，轻宣疏散，为外感风热、温病热毒要药。

金银花炒炭，其消炎解毒之力更为明显，且可凉血止利。治疗热毒菌痢、菌血症、败血症、急性扁桃体炎均有良效。其茎叶为"忍冬藤",除有金银花的药效外,还可清经络风湿热毒,抗炎止痛,善治热痹、血沉增快者,可用 30～60g。

94. 藿香鲜用力宏

藿香分"土藿香""广藿香",两者功效相似,为芳香化湿要药。药效有三:清暑正品,化湿而不燥热,夏令感冒、暑湿、湿温均为主药;止呕妙药,无论寒湿、湿热均可用,尤宜于痰浊湿阻的苔腻呕吐和妊娠恶阻,止泻效药,对水样便有特效;清暑健运,用于治疗湿困中焦,运化不健证。

藿香功专清暑,驱除湿浊,和中而解吐泻,但其活性成分为挥发油,不能久煎,应当鲜用,切碎后下则力宏,干者用 10～30g,鲜者用 30～60g。

95. 生姜分类而用

生姜药用始载于《名医别录》。其所含挥发油可增强血液循环而发汗散寒,温暖全身,兴奋神经,善治风寒表证;所含姜辣素刺激胃液分泌,促进肠道蠕动,助消化开胃口,增进食欲。生姜又能温中止呕止泻;还能止咳化痰,解胆南星、半夏及鱼虾毒;可降血脂,增加大便中胆固醇排出量。生姜过量可致口干咽痛,吸收后由肾脏排出,刺激诱发肾炎,用量10g以内为妥。

姜汁祛痰止呕力大,专治呕吐不止,昏厥急救时可速灌 10 滴,也可局部擦肤治斑秃。

姜皮,辛凉,利水退肿,治尿少水肿,用5g。

干姜,辛热燥烈,专于温中散寒、回阳救逆,治脾胃虚寒证、肺寒咳喘证。

炮姜,系干姜武火炒焦而成。专能温里并引药入血,温中止泻,温经止血。治里寒证的吐泻和血证。

煨姜,系生姜煨熟而成。发表力减弱,温中止呕力增强,专治胃寒腹痛、吐泻不止。

第五节　名方奇用

1. 仲景创 35 首止吐方

《伤寒论》21 首:

（1）葛根加半夏汤——外邪内迫阳明而呕逆。发汗解表,降逆止呕。

（2）小青龙汤——表实兼水饮而干呕。外解表寒,内消水饮。

（3）五苓散——太阳蓄水重证,水逆而吐。化气行水,兼以解表。

（4）生姜泻心汤——胃虚水饮食滞,干噫食臭。和胃消痞,宣散水气。

（5）甘草泻心汤——脾胃虚痞而干呕。补中和胃，降逆消痞。

（6）黄连汤——上热下寒，欲吐。清上温下，和胃降逆。

（7）旋覆代赭汤——胃虚痰阻，呃逆不除。和胃化痰，重镇降逆。

（8）十枣汤——悬饮呕逆。峻逐水饮。

（9）栀子生姜豉汤——热扰胸膈若吐。清热除烦，降逆止呕。

（10）小柴胡汤——少阳胆热，心烦喜呕。和解少阳，和胃止呕。

（11）柴胡桂枝各半汤——太阳少阳兼证，节痛微呕。和解少阳，发表止呕。

（12）大柴胡汤——少阳证兼里实，呕不止，心下急。和解少阳，通下。

（13）四逆辈——脾虚寒湿，腹满而吐。温中散寒。

（14）四逆汤——少阴阳衰，吐利厥逆。回阳救逆。

（15）通脉四逆汤——少阴格阳，面赤干呕。回阳救逆，宣通内外。

（16）白通加猪胆汁汤——少阴戴阳，干呕且烦。回阳救逆，宣通苦降。

（17）真武汤——阳虚水泛，上逆于胃。温阳行水，和胃降逆。

（18）猪苓汤——少阴阴虚，水热互结，上逆犯胃。养阴清热，利水降逆。

（19）乌梅丸——蛔厥，得食而呕。寒温兼施，安蛔止呕。

（20）干姜黄芩黄连人参汤——上热下寒相格，食入即吐。辛开苦降，寒温并用。

（21）吴茱萸汤——肝寒犯胃，浊阴上逆。温肝散寒，降逆止呕。

《金匮要略》14 首：

（1）小半夏汤——胃停水饮，上逆作呕，呕而不渴。蠲饮止呕，治呕祖方。

（2）大半夏汤——虚寒胃反，心下痞硬。补虚和胃，润燥降逆。

（3）吴茱萸汤

（4）四逆汤

（5）小柴胡汤

（6）大黄甘草汤——胃肠实热，失于和降。清热通腑，和胃降逆。

（7）黄芩加半夏生姜汤——邪热内陷，上逆于胃，下迫于肠。清热和中，降逆止利。

（8）半夏泻心汤——寒热结胃，中焦气痞。辛开苦降，调中和胃。

（9）半夏干姜散——脾阳不足，寒邪犯胃。温阳健脾，降逆止呕。

（10）茯苓泽泻汤——中阳不足，停饮胃反。温胃化饮，和胃降逆。

（11）橘皮竹茹汤——胃虚有热，气逆上冲。清热补虚，和胃降逆。

（12）橘皮汤——胃寒气闭，失于和降。通阳除厥，和胃降逆。

（13）生姜半夏散——寒饮搏结，气机受阻。辛散寒饮，舒展阳气。

（14）猪苓散——饮停膈上，呕吐思水。健脾利水。

仲景所列35首，重复者3首（吴茱萸汤、小柴胡汤、四逆汤），实有32首止吐方。呕吐、干哕、恶心、嗳气等消化证，总因胃失和降、气逆于上所致。治疗总以和胃降逆为大法，投小半夏汤为祖方，以半夏、生姜为主药。其中加减变化如下：如果是胃中寒饮更甚，上下两焦气机被阻，胸阳不得舒展而胸中烦闷，宜减半夏1/5用量，生姜用量倍增，便是生姜半夏汤；虚寒胃反，上逆便燥则以人参补虚，白蜜润燥，便是大半夏汤；虚寒夹肝气上逆，吐涎头痛加吴茱萸，便是吴茱萸汤；邪热上逆于胃，下迫于肠，干呕而利，加黄芩，便是黄芩加半夏生姜汤；寒热相格，食入即吐，加黄连，去桂枝、半夏，便是干姜黄芩黄连人参汤；饮停膈上，呕吐思水，投猪苓散；中阳不运，饮停而频吐，加桂枝、生姜，成为茯苓泽泻汤；阴虚水热互结，去白术，伍阿胶，成为猪苓汤。

经方组成，首先是严格的"对证"，要有鲜明的辨证针对性。其次是"少而重"，药味不多，药量很大，所谓的"方减药精"。经方派的特色应当为后人所效仿，但是随着时代的变迁、环境气候的改变、饮食习惯的不同，经方不能一成不变，应当创新，方能奏效。至少有3处要变革：一是经方善用姜、枣、草，枣、草均较甘腻，现代"活体"居多，用之反而有害，应当弃之，其中止吐必用生姜，古人以片计量，不确切，应以5～10g为准；二是学习经方的组方特点，保留主辅药并换算成现代的剂量投之；三是在符合辨证的前提下，配用现代药理研究的成果，一则可以增效，二则可以"知其然"。总之，经方不可丢，但经方必须变。

2. 健脾祖方四君子汤类

四君子汤出自《太平惠民和剂局方》，由人参、白术、茯苓、炙甘草4味药组成。专治脾胃中虚、运化不健证，成为健脾补气的祖方。

《小儿药证直诀》以四君子汤加陈皮，为"异功散"，加强理气和胃之力，尤善消脘胀；《医学正传》以四君子汤加半夏、陈皮，为"六君子汤"，加强温化痰湿之力，专治脾虚痰湿证；《太平惠民和剂局方》以四君子汤加木香、砂仁，为"香砂六君子汤"，加强理气散寒之力，可治脾胃虚寒、痰饮中阻、痞痛吐泻证；《太平惠民和剂局方》以四君子汤加扁豆、黄芪、藿香，名为"六神散"，或"加减四君子汤"，加强健脾消食除湿之力；《证治准绳》以四君子汤加葛根、木香、藿香，名为"七味白术散"，健脾和胃，清热生津，专治脾虚纳少、发热口渴证。

四君子汤是健脾的主方。中医治虚证有两派：一派是以李东垣为主的脾胃派，认为补虚治虚证必须健脾，因脾为后天之本，创建了很多健脾补气的方剂；另一派就是以赵献可为代表，著有《医贯》，主张从肾来调治虚证，虚证要补肾，从先天之本来治。根据临床经验，我主张健脾不如补肾。有两个理由：第一，健脾无非就是补气补血，补气补血要碍胃，如果补得不恰当会让患者食欲下降，从而影响药物的吸收，因此，古人发明了醒脾，在补气补血药里面加醒脾药；第二，与肾气血双调的作用相关，中医学认为，肾一个主火一个主水，一个阴一个阳，中医治疗就要调肾阴阳，这绝对不会碍胃。所以我讲健脾不如补肾，补肾不如调肾。那么什么时候用健脾呢？当调肾效果不好的时候，也许十之八九调好了，还有一二没有调好，用了许多办法不行，调肾阴阳也用了，也不行，这个时候再反过来治，用补气健脾的方法，也许一健脾，肾也调过来了。健脾的一个代表方是四君子汤，以人参为君，配伍以茯苓、白术、炙甘草，治疗脾胃中虚。在临床上我不用炙甘草，但经方用药离不开甘草，经方派的方剂里大都有姜、枣、草，而甘草这味药有很大的副作用。治疗心血管病、心律失常，首先会想到《伤寒论》的名方"炙甘草汤"。"心动悸，脉结代，炙甘草汤主之。"但临床用"炙甘草汤"治疗心律失常，炙甘草的量必须大，要用到 30～60g，用少了无效。可是炙甘草用量大了，副作用也会大。炙甘草别称"国老"，调和诸药，什么都能调，其实是不对的。另外，炙甘草里面有肾上腺皮质激素，药量大了，水钠潴留，会引起水肿，尤其是心血管病，本来就容易肿，炙甘草汤量大了以后，这个副作用很大。另外，炙甘草蜜炙以后，特别滋腻，补气的时候可以用，但对痰和瘀非常不利，所以我一般都不用炙甘草。临床可以用生甘草，有一个症状用生甘草很有效，就是淋病里面的阴茎痛，用生甘草梢，也就是甘草的尖，止痛作用相当好。四君子汤原方不用炙甘草，参、术、苓是健脾的药，而且能化湿，用人参、白术来健脾，用茯苓来化湿，脾虚生湿，3 味药既能健脾又能化湿。当然在临床上，一般都不用人参了，都用党参来代替。对于糖尿病患者，千万不要用党参，要用童参，也就是太子参，用30g 的太子参来代替。四君子汤去掉了炙甘草，成了三君子汤，加陈皮成了异功散，这个方子比四君子汤用得还要广泛，它补而不滞，还能消痰。在 20 世纪 80 年代，我治疗冠心病，主张从痰论治，有的中老年人，属于脾虚有痰，就用异功散，补气祛痰，效果更好。但这个时候要注意，人参和白术只能用 1 味，也可以把白术换成白扁豆或仙鹤草。假如白术和人参一起用，非但不祛痰而且恋痰，把痰堵在里面了。补气药六君子汤是在四君子汤的基础上加半夏、陈皮，化痰又化湿。注意寒痰用这个方子行，痰浊化热则不可以用，半夏这味药很温燥，温燥祛痰，现在不用生半夏，因为用生半夏会中毒，而是用法半夏或清半夏，如果痰浊化热了，绝对不能用半夏。香砂六君子汤，以四君子汤加木香、砂仁，姜、枣一般不用，这是治疗胃炎、胃溃疡的良方。当然要分寒热，胃凉可以用半夏，姜、枣不用，再加上良附丸，同时要用蒲公英，既健胃又寒性反佐，并能抗幽门螺杆菌；胃热不凉，有胃酸，这时肯定不用半夏，木香、砂仁可以用，也要用蒲公英，同时加连翘，既清胃热又能健胃，配以芦根。香砂六君子汤比四君子汤用得更广泛。六神散，就是四君子汤里面加白扁豆、黄芪、藿香，消食除湿，一般用于 7 月、8 月、9 月这 3 个月，中医讲夏季或者长夏，暑湿重，所以加藿香、白扁豆。藿香是季节药，平常没有必要用藿香，7 月、8 月、9 月这 3 个月要重用藿香。外感、肠胃炎、中暑是 7 月、8 月、9 月这 3 个月常见的病，这个季节有 2 个有效的方子，第 1 个是藿香正气散，第 2 个是六神散，可以交替使用。七味白术散，以四君子汤加木香、葛根、藿香，和胃清热。这个方子可以治疗结肠炎，结肠炎分两类，有过敏的、有溃疡的，表现为腹痛腹泻，大便里有黏冻，甚至有血。治疗结肠炎要用灌肠的办法，比口服疗效好，可以拿肛管放到结肠部位，灌入 100mL 中药，保留 1 小时以上，每天 1 次。

3. 补肾效方地黄汤类

六味地黄丸出自《小儿药证直诀》，由熟地黄、山萸肉、干山药、泽泻、牡丹皮、茯苓 6 味药组成。滋补肾阴，专治肾阴不足，虚火上炎证。

原从《金匮要略》的"肾气丸"减温燥的桂附而成，原治小儿发育不良的"五迟"证。现改为汤剂，是补肾之效方。《金匮要略》还有附子及桂枝这两味，为"金匮肾气丸"，又称"附桂八味丸"，加强温补肾阳之力，成为专治肾阳不足证，调肾阴阳的代表方；《严氏济生方》以桂枝易官桂，再加车前子、川牛膝，名"济生肾气丸"，增强利水之力而治阳虚水肿之证，再增鹿茸、五味子，名"十补丸"，主治肾阳衰微证；《医宗己任编》以六味地黄丸加五味子，名"七味都气丸"，简称"都气丸"，以五味子的酸敛纳气而治肾阴不足、肾不纳气证；《医宗金鉴》以六味地黄丸加知母、黄柏，名"知柏地黄丸"，增强清降相火之力，善治阴虚火旺证；《医级》以六味地黄丸加枸杞子、菊花，名"杞菊地黄丸"，增加养肝明目之力，善治水不涵木证；以六味地黄丸加麦冬、五味子，名"麦味地黄丸"，增加润肺清肺之力，善治肺肾阴虚证；以六味地黄丸加当归、白芍，名"归芍地黄丸"，增加柔肝之力，善治肝肾阴虚证；以六味地黄丸加人参、麦冬，名"参麦地黄丸"，增强补气养阴之力，善治气阴两虚证；以六味地黄丸加石菖蒲、磁石、五味子，名"耳聋左慈丸"，增加通窍之力，善治肾虚耳鸣证；《景岳全书》以六味地黄丸去泽泻、牡丹皮，加枸杞子、炙甘草，名"左归饮"，既补真阴，又养肝血，组成滋肾养肝益脾之方，善治肝脾肾三阴之虚证；用三补的熟地黄、山药、山萸肉，再加枸杞子、川牛膝、菟丝子、鹿角胶、龟甲胶，名"左归丸"，增强滋补之力，善治精髓亏虚、津液枯涸证；以"肾气丸"去三泻，加入枸杞子、生杜仲、炙甘草，名"右归饮"，增强温补之力，治命门火衰证；"右归饮"去炙甘草，加菟丝子、鹿角胶、当归，名"右归丸"，增强温补之力，善治年迈久病的火衰证。

六味地黄汤，这是个基本方，三补三泻，三个补肾药用生地黄、山萸肉、山药，三个泻药用泽泻、牡丹皮、茯苓，脾的补而不滞是醒脾，肾的补而不滞就是淡渗，主药是泽泻和茯苓。3味补药里面，山萸肉比较贵，且其作用比较局限，补肾阴要换成黄精，肝、脾、肾3脏之阴都能补，而且补气，气阴双补。《金匮要略》加了附桂，温补肾阳，但这个方子我很少用，因为附子、肉桂温燥，温了肾阳，伤了肾阴，得不偿失。济生肾气丸把桂枝改成肉桂、官桂，加了车前子、川牛膝，增加了利水的作用，如肾炎水肿、心阳不足水肿，可以用济生肾气丸，当然不用附子，改用补骨脂或巴戟肉，可加肉苁蓉。十补丸加了鹿茸和五味子，肾阳衰微，比阳虚更重，马上要亡阳，加这2味药，但这2味药都很温燥。七味都气丸加五味子，治疗肾不纳气，定喘。知柏地黄丸是非常多用的一个方子，加了知母、黄柏，清降相火，治疗阴虚内热。杞菊地黄丸是调肾阴阳的基本方，加了枸杞子、白菊花，滋水涵木。麦味地黄丸加了麦冬和五味子，润肺滋肾，治疗肺肾阴虚。归芍地黄丸加了当归和白芍，既滋阴又柔肝。参麦地黄丸加了人参和麦冬，就是把参麦饮配在六味地黄丸里，既能养阴又能补气，治疗气阴两虚，糖尿病的气阴两虚可用参麦地黄丸，很对证。耳聋左慈丸加了石菖蒲、磁石、五味子，专门治疗肾亏耳鸣、耳聋，耳鸣的特点是声小。耳鸣分两类：一类是大声像打雷一样，责之于肝，属肝火肝阳；另一类是小声如蝉鸣，责之于肾，可以用耳聋左慈丸。左归饮去了泽泻、牡丹皮，加了枸杞子和炙甘草，肝、脾、肾这3个脏都滋，相当于黄精的作用。右归饮、右归丸、左归饮、左归丸都是张景岳的主方，是《景岳全书》的主方。左归丸由生地黄、山萸肉、山药3味补药加枸杞子、川牛膝、菟丝子、鹿角霜、龟甲，主要是补益精髓、生津生液；右归饮有附子、肉桂、生地黄、山萸肉、山药、枸杞子、生杜仲、车前草，治疗命门火衰，壮阳；右归丸缺了车前草，加了菟丝子、当归和鹿角胶，也是补火，治疗老年火衰。

4. 养血良方四物汤类

四物汤出自《太平惠民和剂局方》，由熟地黄、当归、白芍、川芎 4 味药组成。补虚调经，专治营血虚滞、月经不调证。

四物汤本从《金匮要略·妇人妊娠病脉证并治》中的治妇人漏下的"胶艾汤"去阿胶、艾叶、甘草组成，是妇科调经的基本方，至今已引申到治疗血虚证类，故为养血良方。

《正体类要》把四物汤合四君子汤，再加姜枣名"八珍汤"，成为气血双补的代表方，《景岳全书》再加益母草，名"八珍益母丸"，专治月经不调类；八珍汤去茯苓，加生黄芪、川续断、黄芩、砂仁、糯米，名"泰山磐石散"，专治气血双亏的先兆流产；《太平惠民和剂局方》在八珍汤中加入生黄芪、肉桂，名"十全大补汤"，增强补气温肾之力，专治气血双亏而兼肾阳不足证。

四物汤是养血的良方，由 4 味药组成，原方有熟地黄、当归、白芍、川芎，是养血调经的方，现在应用扩大了，所有的血虚证都以四物汤为基本方，但要注意，不要用熟地黄。四物汤可双向调节，假如用这个原方，川芎改成 5g，便是养血方，以养血为主；假如将白芍改成赤芍，川芎用到 10g，当然川芎用量不要超过 10g，超过 10g 会引起头痛，就成了和血方，和血活血。四物汤既能养血又能活血，当然一般不用熟地黄用生地黄。八珍汤是四君子汤合四物汤加姜枣，成了气血双补的有效方，当然临床上我习惯不用姜枣。八珍汤加益母草，就成了八珍益母丸，治疗气血不足的月经不调。泰山磐石散是治疗先兆流产的一个很好的方子，八珍汤去茯苓，因为流产就不能再用淡渗药了，加上安胎的药，如黄芪、川续断、黄芩，但砂仁和薏苡仁不能用。八珍汤里加黄芪和肉桂，既气血双补，又治肾阳不足，是有效的方法。

5. 通腑首方承气汤类

承气汤类出自《伤寒论》，以消痞的枳实、除满的厚朴、润燥的芒硝、攻实的大黄 4 味药组成，是通腑的首方。

"大承气汤"主治阳明腑实证，因痞、满、燥、实俱全，故 4 味全用，为寒下剂的代表方；"小承气汤"主治痞满燥实俱而未燥结的阳明热结轻证，故不用芒硝，且减枳实、厚朴用量，为清热泻火、宽中行气剂；"调胃承气汤"主治胃肠积热而无痞满之证，故不用枳实、厚朴，加甘草缓中，成为缓下之剂；《金匮要略·腹满寒疝宿食病脉证治》中以小承气汤重用厚朴，名"厚朴三物汤"，增强行气除满之力，专治腹满便秘证，再合桂枝汤去芍药，名"厚朴七物汤"，专治太阳表邪未解而见阳明腑实证的表里双解方；《温病条辨》以增液汤加大黄、芒硝，名"增液承气汤"，一面增液行舟，一面通便泄热，专治阴亏热结的便秘证；以"增液汤"加芒硝、大黄、甘草、人参、当归、湿海参，名"新加黄龙汤"，专治气阴两虚的腑实便秘证；以芒硝、大黄加生地黄、赤芍、黄柏、黄连，名"导赤承气汤"，清心泻火，专治大小肠燥实热壅证；《伤寒六书》以大承气汤加人参、当归、桔梗、姜、枣、草，名"黄龙汤"，专治正虚腑实证，成为扶正泻下剂；《通俗伤寒论》以白虎汤合调胃承气汤，名"白虎承气汤"，专治胃热肠实证。

6. 清气主方白虎汤类

白虎汤出自《伤寒论》，由石膏、知母、炙甘草、粳米 4 味药组成。清热生津，专治阳明经热的大热、大汗、大烦渴、脉洪大证。成为清气分大热的主方。

《伤寒论》用白虎汤加人参，名"人参白虎汤"，增大补益气阴之力，可治白虎汤证而见烦渴不止的气津两伤证；《金匮要略》用白虎汤加桂枝，名"桂枝白虎汤"，可治白虎汤证而兼营卫不和；《类证活人书》用白虎汤加苍术，名"苍术白虎汤"，可治白虎汤证兼湿困的湿温证、风湿热证；《通俗伤寒论》以白虎汤加柴胡、黄芩、天花粉、鲜荷叶，名"柴胡白虎汤"，治寒热往来，寒轻热重证。

7. 温通要方桂枝汤类

桂枝汤出自《伤寒论》，为温通要方，由桂枝、芍药、姜、枣、草 5 味药组成。辛温解表，调和营卫，专治外感风寒表虚证和营卫不和、气血不调证。

桂枝汤系张仲景所建的第一方，有多种加减变化：以桂枝汤加重桂枝用量，名"桂枝加桂汤"，增强温通心肾阳气、散寒平肝之力；桂枝汤加重芍药用量，名"桂枝加芍药汤"，增强和营止痛之力，专治腹痛下利的太阴证；桂枝汤加葛根，名"桂枝加葛根汤"，专治太阳中风表虚证而见项背强直；桂枝汤加附子，名"桂枝加附子汤"，治桂枝汤证而兼阳虚证；桂枝汤加大黄、倍芍药，名"桂枝加大黄汤"，专治桂枝汤证而兼腹痛拒按的气血积滞证；桂枝汤加厚朴、杏仁，名"桂枝加厚朴杏子汤"，增强降气平喘之力；桂枝汤加大芍药、生姜用量，再加人参，名"桂枝新加汤"，加强补气固表、养血通阳作用；桂枝汤与麻黄汤合方、减量名"桂枝麻黄各半汤"，解表发汗而不伤正，调和营卫而不恋邪，成为解表发汗轻剂；以桂枝汤合小柴胡汤，名"桂枝柴胡汤"，治太阳少阳并病。在《金匮要略》中也有补充：以桂枝、芍药加茯苓、牡丹皮、桃仁等份为丸，名"桂枝茯苓丸"，成为温通化瘀剂，专治肌瘤、囊肿；桂枝、芍药、生姜加防风、知母、麻黄、附子，名"桂枝芍药知母汤"，温经宣痹，通治风湿、类风湿证；

以桂枝汤加龙骨、牡蛎，名"桂枝加龙骨牡蛎汤"，调和营卫，重镇潜纳，专治血痹虚劳失精证；桂枝汤加黄芪，名"桂枝加黄芪汤"，调和营卫，托表逐湿，治湿邪流入下肢证。

桂枝汤类，是有效的名方。桂枝汤的特点是温而且通，因为温而不通效果就不好，用桂枝、芍药、姜、枣、草，这是经方的一个代表方，也是《伤寒论》的第一方。经方是非常有效的方，经方简练、药量大、针对性强，这是经方的特点、优势，要继承；但必须要创新，不用姜、枣、草，只用桂枝、芍药。芍药分赤芍和白芍，调和营卫用白芍，月经不调，尤其是闭经用赤芍。调和营卫时，还可以加黄芪、当归、茯苓，实际上就是补气补血。

桂枝加桂汤，重用桂枝，温通心肾、散寒平肝，桂枝的用量加重，平常用10g，现在用15～20g；桂枝加芍药汤，就把芍药的量加重到15～20g，增加止痛作用；桂枝加葛根汤，就是桂枝汤再加上葛根，治疗外感表实证加颈项强直、疼痛；桂枝加附子汤，治疗营卫不和加阳虚，只要用附子，必须写上制附子，某些关节炎的痛痹、寒重，用附子有效，甚至用川乌、草乌，一定要制，而且要先煎半小时，去掉乌头碱的毒性，这样药性不减，保安全；桂枝加大黄汤，就是桂枝汤里面芍药加倍，再加上大黄，治疗营卫不和再加上气血瘀滞；桂枝加厚朴杏子汤，是平喘的一个效方，大家都知道喘病最主要从肾来治，即喘病治肾，里面主要的药是补骨脂、肉苁蓉、蛤蚧，蛤蚧磨粉用5g即可，桂枝加厚朴杏子汤平喘时患者的舌苔一定是腻的，此时用这个方子有效；桂枝新加汤，增加芍药用量，生姜不加量，再加人参，补气固表，养血通阳，可以治疗内分泌紊乱，表现为汗多，可以再加浮小麦；桂枝麻黄各半汤，既发汗又调营卫，但这个方子在临床用得少了，主要是麻黄有副作用，一是麻黄发汗量很大而伤心阳，二是麻黄升高血压，抑制心脏，所以心脏血压有问题的患者吃麻黄有副作用；桂枝柴胡汤，这个方子临床用得很多，就是桂枝汤与小柴胡汤合在一起，在临床是多用的一个效方；桂枝茯苓汤丸，现在已经有成药，治疗子宫肌瘤，可惜单用桂枝茯苓丸治疗子宫肌瘤效果不好，肌瘤和囊肿是良性肿瘤，形成的原因是内分泌紊乱，即中医所讲的肾亏，如果不调肾只用桂枝茯苓丸效果不好，一定要在调肾的基础上加桂枝茯苓丸以提高疗效；桂枝芍药知母汤，是治疗痹证的好方子，但偏于治疗寒痹、瘀痹；桂枝加龙骨牡蛎汤，调和营卫，重镇潜阳，用这个方子除了看舌苔脉象以外，要有2个主要的症状，第1个症状是背凉怕风，第2个症状是腰痛、头晕，通过龙骨、牡蛎把阳引到肾里面，引到腰部去，这是临床常用的方子；桂枝加黄芪汤，关键在托表化湿，加上生黄芪固表、托表、扶正。

8. 回阳经方四逆汤类

四逆汤出自《伤寒论》，由附子、干姜、炙甘草 3 味药组成。回阳救逆，为急救亡阳虚脱的代表方，速救四肢厥逆而名"四逆汤"。

《伤寒论》以四逆汤加人参，名"四逆加人参汤"，以增强益阴补气之力，回阳复阴，救治阳虚寒盛而阴液内竭证；四逆汤倍干姜名"通脉四逆汤"，加强温中通脉之力，专治真寒假热证；四逆汤去炙甘草，加葱白，名"白通汤"，加大温阳散寒复脉之力，专治阴盛浮阳证，再加人尿，猪胆汁，名"白通加猪胆汁汤"，系寒性反佐，既治呕逆，又防药物格拒；《伤寒六书》以四逆汤合六君子汤再加麝香、肉桂、五味子，名"回阳救急汤"，既回阳救逆，又益气生脉，专治阴寒内盛、阳气衰微证。

9. 除烦名方栀子豉汤类

栀子豉汤出自《伤寒论》，由栀子、豆豉 2 味药组成。清热除烦，专治热入胸膈证。加炙甘草，名"栀子甘草豉汤"，加强益气缓急之力，善治气短；加生姜，名"栀子生姜豉汤"，加强止呕之力；去豆豉加厚朴、枳实，名"栀子厚朴汤"，专治胸痞腹满；去豆豉加干姜，名"栀子干姜汤"，专治上焦有热，中焦有寒；去豆豉加炙甘草、黄柏，名"栀子柏皮汤"，专治湿热黄疸而心烦；《金匮要略》以栀子、枳实、大黄组成"栀子大黄汤"，和胃除烦，治黄疸心中懊恼证。

10. 泻心汤类的应用

泻心汤出自《金匮要略》，由大黄、黄连、黄芩 3 味药组成，又称"三黄泻心汤"。泻火解毒，泄热燥湿，可直泄三焦积热。

以生甘草、黄芩、半夏、人参、干姜、黄连、大枣组成"甘草泻心汤"，清热解毒，和胃化湿，专治胃虚痞结证；以半夏、黄芩、干姜、人参、炙甘草、黄连、大枣组成"半夏泻心汤"，辛开苦降，开结除痞，善治寒热互结的痞满吐泻证；以半夏泻心汤减干姜用量，加生姜，名"生姜泻心汤"，和胃消痞，宣散水气，专治水热互结的痞满吐泻证；以泻心汤加炮附子，名"附子泻心汤"，增强扶阳固表之力，治热结心下而兼表阳虚证。

11. 建中汤类的运用

建中汤由张仲景所制。《伤寒论》中由桂枝汤倍芍药，加饴糖，组成"小建中汤"，为甘温建中、补虚缓急之剂。《金匮要略》中由蜀椒、干姜、人参、饴糖组成"大建中汤"，建中温阳，降逆止痛，主治中阳虚弱、阴寒内盛证；《金匮要略》以小建中汤加黄芪，名"黄芪建中汤"，为温中补气之方，可治脾胃虚寒、中气不足证;《备急千金要方》以小建中汤加当归,名"当归建中汤",为温中养血之方,可治中阳衰弱、营血亏虚证。

12. 大小青龙汤应用之别

大小青龙汤均出自《伤寒论》。"大青龙汤"由麻黄汤倍麻黄、炙甘草,加生石膏、生姜、大枣而成,专治表实而兼内热证;"小青龙汤"由麻黄汤去杏仁,加重桂枝、炙甘草用量,再加细辛、干姜、半夏、五味子、芍药组成,解表散寒,温肺化饮,专治外感风寒、内停痰饮证。大小青龙汤均以麻黄汤为基础,可治风寒表实证,但大青龙汤证风寒较重而兼内热,属表寒里热证;小青龙汤证风寒较轻而兼痰饮,属表寒痰饮证,其用有别。

13. 大小柴胡汤病位之分

大小柴胡汤均出自《伤寒论》。"小柴胡汤"由清透少阳的柴胡、黄芩,和胃降逆的半夏、生姜,扶正祛邪的人参、大枣,调和诸药的炙甘草组成,为少阳病的主方,特别是对虚人、老人外感,经期发热有良效。还有3首变方:"柴胡桂枝汤"系小柴胡汤与桂枝汤的合方,专治太阳少阳并病;"柴胡加龙骨牡蛎汤"系小柴胡汤、柴胡桂枝汤与桂枝加龙骨牡蛎汤合方,治三阳并病,三焦积热,气滞痰结证;"柴胡桂枝干姜汤"系小柴胡汤去人参、大枣、半夏,改用干姜,加瓜蒌、牡蛎、桂枝组方,和解少阳,散寒清热,温清兼施。

"大柴胡汤"系小柴胡汤去人参、甘草,合小承气汤去厚朴,再加芍药组成,主治少阳未解转入阳明化热的少阳阳明合病。大小柴胡汤均有和解表里之意,然小柴胡汤证单纯在少阳,大柴胡汤证为少阳未解已入阳明热结。两证的病位应加以区别。

14. 大小陷胸汤破开之异

大小陷胸汤均出自《伤寒论》,均治"结胸证"。

"大陷胸汤"由大黄、芒硝、甘遂3味药组成。泄热逐水,破结力宏,专治邪热内聚、胸腹结水的结胸证。还有"大陷胸丸"系汤剂加葶苈子、杏仁两味,白蜜为丸,治膈上结胸证。

"小陷胸汤"由黄连、半夏、瓜蒌3味药组成。清热化痰开痞,专治痰热互结轻证,仅限于心下,按之始痛的小结胸证。而大陷胸汤所治的结胸证,证重,范围从心下至少腹,均硬满而痛,手不可近,重在破结。小陷胸汤重在开痞。证有轻重,破开大异。

15. 痰浊主方温胆汤

温胆汤始载于《备急千金要方》,"治大病后虚烦不得眠,此胆寒故也",为安神方剂。后始增入茯苓并扩大其主治范围，如《三因极一病证方论》《景岳全书》均主治"气郁生涎"，开始转成治痰方剂。自《成方便读》主治"胆虚痰扰"，正式成为治疗痰浊的主方。

经陈言的化裁，将《备急千金要方》温胆汤原方，减少生姜用量，增入茯苓1味，后人又加入大枣，组成现今治痰浊的"温胆汤"。其中温药3味（半夏、陈皮、生姜），凉药1味（竹茹），平药3味（茯苓、甘草、大枣），总以辛温组方。寒热并用，辛苦兼施，酸甘相配。辛温而不热，清热而不寒，祛痰而不燥，健脾而不腻。全方性平气和，由原方的温复胆气扩大为温顺胆气，和胃祛痰，清净胆腑。由原方主治虚烦不得眠扩大为治痰浊证的主方，解除木郁土壅、痰浊内生证。

历代医家常用温胆汤，主要化裁有4首：《严氏济生方》以温胆汤加胆南星、石菖蒲、党参，名"涤痰汤"，增强益气祛痰、化浊开窍之力，善治痰迷心窍证；《证治准绳》以温胆汤加酸枣仁、熟地黄、人参、五味子，名"十味温胆汤"，增大补气养血宁神之力，善治心虚胆怯、气血不足、痰浊内生证；《六因条辨》以温胆汤加黄连，名"黄连温胆汤"，加大清热之力，专治痰热内扰证；《通俗伤寒论》以温胆汤加青蒿、黄芩、碧玉散，名"蒿芩清胆汤"，增加清胆利湿、和胃降逆之力，专治湿温、呕逆证。

近用"温胆汤"治痰浊化热证常能获效。要掌握6个主症：苔腻，脉滑，头重，胸满，口黏，纳呆。其中尤以苔腻为要，可以"一锤定音"，即所谓"但见苔腻一证便是，其余不必悉具"。应用时还宜加减：竹茹清热祛痰，为主药；茯苓、陈皮健脾祛痰，截断"生痰之源"，为辅药；枳壳理气行滞，利于痰浊排除，为佐使药。温胆汤仅用此4味为基础药。方中半夏虽可化湿祛痰，但因其燥性，对于痰浊化热不宜使用；生姜虽能祛痰，但因其辛温，对痰浊化热也不宜用；炙甘草味甘，大枣滋腻，均不利于祛痰浊，故此4味均不用。痰浊最易闭窍，为利于祛痰应伍透窍豁痰的石菖蒲，畅行气血的郁金，这样祛痰主方温胆汤就由竹茹、枳壳、茯苓、陈皮、石菖蒲、郁金6味药组成。

温胆汤临床应用时还有15则加味选药法：

（1）热痰黏稠

加葶苈子、黄芩、鱼腥草、胆南星、天竺黄、竹沥水。

（2）寒痰稀沫

加白芥子、桂枝、干姜、细辛、法半夏。

（3）顽痰不化

加生龙骨、生牡蛎、海蛤壳、海藻、莱菔子。

（4）癫痫

加海参肠、白矾、灵磁石、钩藤、荆芥、野菊花、珍珠母。

（5）精神分裂症

加制大黄、青礞石、草决明、桃仁、生栀子。

（6）神衰失眠

加炒酸枣仁、首乌藤、黄连、肉桂、合欢皮、知母、川芎。

（7）眩晕耳鸣

加泽泻、炒白术、蝉蜕、阿胶珠、白菊花、天麻。

（8）高血压

加钩藤、莱菔子、泽泻、海藻、夏枯草、生石决明。

（9）冠心病

加全瓜蒌、薤白、丹参、葛根、苏木、红花。

（10）胃肠病

加木香、砂仁、公英、连翘、焦三仙、生鸡内金。

（11）功能性发热

加青蒿、银柴胡、生黄芪、桑白皮、车前草。

（12）更年期综合征

加蛇床子、泽兰、川续断、桂枝、白芍、牡蛎。

（13）尿毒症

加白花蛇舌草、王不留行、益母草、丹参、仙鹤草、生薏苡仁、泽兰。

（14）妇女病

加鸡血藤、香附、伸筋草、丹参、川楝子、益母草、当归。

（15）肿瘤

加白花蛇舌草、公英、野菊花、仙鹤草、生薏苡仁、丹参、三七粉。

温胆汤里面一共8味药，前面4味药必须用，竹茹、枳壳、茯苓、陈皮；后面4味药半夏、生姜、大枣、甘草不用。加石菖蒲、郁金，透窍、行气活血，又透又行，利于祛痰浊。温胆汤这6味药必须用，且分量固定，都是10g。

辨痰的关键不在颜色，而在质量。常规来讲，黄痰主热，白痰主寒，临床不这样区分。黏痰，无论白、黄，都是热痰；稀痰，无论白、黄，都是寒痰，用质量来区分痰的寒热。热痰要加葶苈子、天竺黄，寒痰要加白芥子、法半夏。这是所谓的有形的痰，就是能咯出来的痰。肺为贮痰之器，能看见的痰是有形的痰，或者叫狭义的痰。假如顽痰、苔腻，可以加生龙骨、生牡蛎、海蛤壳、海藻。

癫痫，加海参肠和灵磁石，海参肠就是海参的肠，把沙子洗掉，阴干后磨粉，用温胆汤冲服海参肠的粉，每次3g，这是治癫痫非常有效的一味药。精神分裂症，用制大黄和青礞石，甚至可以用生大黄来通便，通便症状就能缓解，但是必须中病即止，否则会伤正，引起不良后果。神经衰弱，加炒酸枣仁和首乌藤，都用30g；眩晕，也许是梅尼埃综合征，也许是高血压，加泽泻和白术，高血压再加莱菔子、生石决明；冠心病，加全瓜蒌和葛根；胃肠病，加木香和公英；低热，加青蒿和银柴胡，青蒿必须后下，用15g；更年期综合征，加蛇床子和泽兰；尿毒症，加王不留行和益母草；妇女病调经，加鸡血藤和香附；良性肿瘤，加山慈菇和浙贝母；恶性肿瘤，加白花蛇舌草和仙鹤草，白花蛇舌草必须用30g。

这就是温胆汤的15个加味，临床只要看到患者舌苔腻就要想到温胆汤，然后根据15个不同的病加不同的主药；另外，根据病型，随证再加药，只要坚持用，就算不是药到病除，但肯定有效。这里有个前提，别以为所有的病用温胆汤15个加味都有效，必须是苔腻时用才有效，而且是痰瘀互结，祛痰的同时加上化瘀的药，可以提高疗效，既祛痰又化瘀。化瘀有两味好药，最常用的是丹参，用30g；另外一味药是水蛭，水蛭没有毒，可双向调节，这样就明显提高疗效了。

16. 化瘀主方逐瘀汤

《医林改错》创建化瘀主方逐瘀汤类，共分血府、膈下、少腹、身痛4首。

（1）血府逐瘀汤

由活血逐瘀的桃仁、红花、川芎、赤芍，行气开胸的柴胡、枳壳、桔梗，引血下行的川牛膝，和血养血的生地黄、当归组成。活血不伤血，逐瘀又生新，专治瘀阻胸中证。

（2）膈下逐瘀汤

由活血化瘀的桃仁、红花、川芎、赤芍、牡丹皮，行气止痛的五灵脂、延胡索、乌药、香附、枳壳，养血和血的当归，调和诸药的炙甘草组成。重在止痛，专治瘀阻膈下、肿块疼痛证。

（3）少腹逐瘀汤

由活血逐瘀的川芎、赤芍，温经止痛的小茴香、没药、五灵脂、蒲黄、肉桂、元胡、干姜，和血养血的当归组成。重在温经，专治瘀阻少腹、积块寒痛证。

（4）身痛逐瘀汤

由活血逐瘀的桃仁、红花、川芎，通痹止痛的秦艽、没药、五灵脂、地龙、香附，引药上行的羌活，引血下行的川牛膝，养血活血的当归，调和诸药的炙甘草组成。重在通痹，专治瘀阻经络、肢体痹痛证。

还有瘀阻头面的通窍活血汤证，"通窍活血汤"由活血逐瘀的桃仁、红花、川芎、赤芍，通窍的麝香、老葱，和胃的姜、枣组成。专治瘀阻头面的疼痛，妇女干血痨，小儿疳积证。

逐瘀汤以桃红四物汤为基础方，再据瘀阻部位的不同加减变化。其组方有3条原则："气行则血行"，常佐行气药、温通药；"瘀阻多致痛"，常佐止痛药；"瘀阻防伤正"，常佐和血养血药。

临证时注意"三要"：要重视止痛，但有些止痛药，如蒲黄、五灵脂、乳香、没药等常常伤胃，应选川楝子、延胡索、白芍、乌药、木香、三七等；瘀阻常生癥瘕，要佐消癥药，选用丹参、鳖甲、山慈菇、郁金、泽兰、生牡蛎、白花蛇舌草等；要用引经药，上行下达，尤其重用川牛膝。入脏达腑，尤其要用引入肝经药，如川楝子、薄荷、栀子等。

逐瘀汤是化瘀的主方，是王清任在《医林改错》里创立的名方。

"血府逐瘀汤"，活血逐瘀用桃仁、川芎、赤芍，其他逐瘀的药也可以用，不离方义即可；同时加了行气开胸的药，血府就是胸，加上柴胡、枳壳、桔梗；又用了升降理论，用川牛膝15g，引血下行；怕破得厉害伤正，用了和血养血的药，即生地黄和当归。所以血府逐瘀汤有4个组方特点，主要治瘀阻胸中，胸中就是心和肺。冠心病属瘀血阻滞，可以用血府逐瘀汤加减治疗，活血逐瘀不用桃仁、当归、赤芍，而是选用苏木、泽兰、生山楂、水蛭；开胸不用柴胡、桔梗、枳壳，改用全瓜蒌和薤白。

"膈下逐瘀汤"，既逐瘀又止痛，防止活血太过而用养血的方法，并用调和之药，专门治疗瘀阻膈下，就是腹部的肿块，肝硬化、肝癌、肌瘤、囊肿都可以用膈下逐瘀汤，当然我在临床上不用炙甘草。假如是肝癌、肝硬化，就加醋鳖甲；肌瘤和囊肿，加两味引经药，肌瘤用桂枝和苏木，囊肿用鸡血藤和伸筋草。

"少腹逐瘀汤"，逐瘀温经，养血活血，此证病位也在腹部，也有积块，当然要引起疼痛，而且疼痛发凉。

"身痛逐瘀汤"，治疗关节痛、肌肉痛，它的特点是逐瘀通利用升降理论，一升一降，增强疗效；同时也要养血活血，肢体疼痛时养血活血要想到1味药，15g的生黄芪；痛痹时止痛还可以加上桂枝，不一定用附子。

这几个逐瘀汤是治血瘀的主方，非常有效。但是还是强调一点，必须有瘀，没有瘀不能用。瘀的表现有 3 个指标：第一，局部的血结证，肿块、疼痛；第二，全身的血滞证，而且发绀，舌头发紫，舌下静脉显露，脉涩；第三，离经的溢血证，就是出血暗红有块。这 3 个指标里面，舌紫是关键，有舌紫才能定为血瘀。

17. 消食主方保和丸

保和丸出自《丹溪心法》。消食用生山楂、神曲、莱菔子；燥湿和胃用二陈汤；清热散结用连翘。全方消食和胃，主治食积停滞证。其性平和，故名"保和"。

凡见食积，必以保和丸为主方，如食积生湿，合"平胃散"，加炒苍术、厚朴；如化热甚者，加公英、制大黄；如痰湿互阻，合"温胆汤"；如便秘，加全瓜蒌、桃仁、大腹皮；如食积而兼脾虚，加炒白术，又名"大安丸"。

保和丸是消食的主方。第一，消食，用山楂、神曲、莱菔子，痰和湿夹在一起就可以合"温胆汤"；第二，燥湿，用二陈汤，如湿重可合"平胃散"；第三，清热，用连翘，连翘很重要，食阻和痰浊一样，往往热化，用连翘清热，所以用保和丸不能去掉连翘，去掉连翘就少了一个含义，如果化热甚，还可以加公英和制大黄。保和丸是临床常用的一个消食方，尤其是治疗儿科各种病都离不开保和丸。

18. 利湿主方三仁汤

《温病条辨》针对湿温初起、湿重于热证，组方"三仁汤"，由杏仁、白蔻仁、生薏苡仁、飞滑石、白通草、竹叶、厚朴、半夏共 8 味组成，宣畅气机，清利湿热。

三焦者，六腑之一，为孤腑。祛湿邪离不开三焦的功能。三仁汤宣上用杏仁，畅中用白蔻仁，渗下用生薏苡仁，正和上、中、下三焦，故为利湿主方。临证应用还要佐以三助：助宣者桔梗，助畅者石菖蒲，助渗者车前草。利湿还可加泽泻，清热还可加青蒿，清暑还可加荷叶包六一散、藿香、薄荷，有鲜者更佳，可用 3 倍量后下。

19. 退肿主方五苓散

五苓散系《伤寒论》化气利水名方，由猪苓、泽泻、白术、茯苓、桂枝 5 味药组成，利水渗湿、温阳化气，可作为退肿主方，还可以扩大应用于水湿、痰饮内停证。如兼食积，《丹溪心法》以五苓散合平胃散，名"胃苓散"；湿热黄疸，《金匮要略》以五苓散加茵陈，名"茵陈五苓散"；可选加宣肺的桔梗、蝉蜕、桑白皮，"开鬼门，洁净腑"，增退肿之力；还可选加畅中的大腹皮、木香、陈皮，或选加渗下的车前草、泽兰、冬瓜皮、生薏苡仁、石韦、白花蛇舌草。

五苓散是退肿的主方，有两个组方特点：第一是利水渗湿，用茯苓、猪苓、泽泻；第二是温阳化气，帮助化湿，用桂枝和白术。掌握了组方特点，就能加减变化应用，如妇女病，早上起床觉得脸胀眼肿，可以用五苓散，温阳用桂枝，化气把白术改成生黄芪，提高疗效。还有一个方法，因为是头面部肿，《黄帝内经》有"开鬼门，洁净腑"，可以宣肺，加桔梗或桑白皮，既能宣肺又能利尿，加强利湿退肿的作用。

胃苓散是五苓散和平胃散合在一起，治疗水肿兼湿积。茵陈五苓散加了茵陈，专治湿热黄疸，当然肝脏、胆囊、胰腺这些部位的癌症湿热黄疸最难退，这时在茵陈五苓散里加几味药：第一加 15g 醋鳖甲；第二加 30g 金钱草；第三加 30g 丹参、10g 大腹皮、10g 莪术，对癌性的黄疸有一定的疗效。另外五苓散退肿用了宣肺的药，如桔梗、蝉蜕、桑白皮；也用了畅中的药，如大腹皮、白术、陈皮、白豆蔻；渗下还可加车前草、泽兰、冬瓜仁、生薏苡仁、石韦、白扁豆。当然五苓散也可以配合三仁汤，即退肿又化湿。

20. 除淋主方萆薢分清饮

萆薢分清饮有两种组方：一是《丹溪心法》，由益智仁、萆薢、石菖蒲、乌药组成，温肾利湿、分清化浊，专治膏淋、白浊；二是《医学心悟》，由萆薢、石菖蒲、黄柏、白术、茯苓、莲子心、丹参、车前子组成，清热利湿，专治湿热下注证。

临证以《医学心悟》为准，可通治淋证。为增清热之力，宜选加公英、连翘、野菊花；为增利湿之力，宜选加生薏苡仁、白花蛇舌草、泽泻、冬瓜仁。还应视"五淋"加味：石淋选加金钱草、海金沙、泽兰、王不留行、琥珀粉；气淋选加炒橘核、川楝子、乌药、荔枝核；膏淋选加土茯苓、萹蓄、苦参、知母、肉桂、川牛膝；劳淋选加仙鹤草、益智仁、生黄芪、甘草梢；血淋选加白花蛇舌草、牡丹皮、生栀子、瞿麦、女贞子、旱莲草。

21. 镇痛主方金铃子散

金铃子散出自《太平惠民和剂局方》，由金铃子、延胡索两味药组成，主治肝郁化火诸痛证。金铃子散系镇痛主方，尤善治实痛，但要加味：头痛加川芎、天麻；项痛加葛根、白菊花；胸痛加全瓜蒌、苏木；脘痛加木香、厚朴；腹痛加大腹皮、鸡血藤；胁痛加柴胡、枳壳；痛经加香附、丹参；疝痛加炒橘核、荔枝核，这个量都要大，都用 30g；热痛加生栀子、牡丹皮、赤芍；寒痛加乌药、桂枝。虚痛时也可用之，应加黄芪、当归、白芍为宜。

金铃子散是镇痛的主方。临床所有的痛证，无论虚痛、实痛，都可以用金铃子散。

22. 解郁主方越鞠丸

元代滋阴派名医朱震亨提倡"六郁说"，在《丹溪心法》中组建了"越鞠丸"。气郁用香附，血郁用川芎，痰湿郁用苍术，火郁用栀子，食郁用神曲，通治郁证。

越鞠丸又名"芎术丸"。临床应用时还要根据诸郁加味：气郁偏重，选加柴胡、枳壳、木香、郁金、川楝子、延胡索；血郁偏重，选加丹参、赤芍、桃仁、红花、苏木；痰郁偏重，选加全瓜蒌、薤白、莱菔子、竹茹；湿郁偏重，选加泽泻、生薏苡仁、茯苓、石菖蒲、法半夏；火郁偏重，选加黄芩、知母、黄连、芦根、竹叶、连翘；食郁偏重，选加谷麦芽、生鸡内金、大腹皮。如见寒凝郁滞，则减轻栀子用量，选加温通的桂枝、干姜、川椒、乌药、吴茱萸；如因虚致郁者，则川芎换成当归，选加健脾的生黄芪、白术、党参、扁豆、山药。

23. 安眠主方酸枣仁汤

酸枣仁汤出自《金匮要略》，由酸枣仁、甘草、知母、茯苓、川芎 5 味药组成。主治"虚劳虚烦不得眠"，虚劳者乃肝阴不足，虚烦者乃阴虚内热，酸枣仁汤是养血安神、清热除烦之剂。

酸枣仁汤是安眠的主方，有两个组方特点：第一，养血安神，用炒酸枣仁、茯苓、川芎；第二，清热除烦，用知母。临证还有加减：柔肝除烦，选加生地黄、当归、白芍、女贞子、旱莲草、生栀子；宁神镇静，选加生龙骨、生牡蛎、灵磁石、柏子仁、炙远志，远志必须炙，因为有小毛，吃了生的远志后嗓子难受，会引起呕吐；清热除晕，选加草决明、白菊花、川牛膝、蝉蜕、葛根；为增安眠之力，均可加入首乌藤30g。酸枣仁汤系治虚证失眠主方。如属实证，多见痰瘀互结、上蒙清窍，可选加石菖蒲、郁金、丹参、莱菔子、赤芍，则成攻补兼施方。

24. 养阴主方增液汤

增液汤出自《温病条辨》，由生地黄、玄参、麦冬 3 味药组成。为增液清热、润燥通便之剂，主治阴津不足证，乃养阴主方。

增液汤既能养阴增液，又能清热，而且润燥通便。临证时要按阴亏部位加味：心阴不足，选加炒酸枣仁、柏子仁、茯苓；肝阴不足，选加当归、白芍、枸杞子；脾阴不足，选加黄精、芦根、石斛；肺阴不足，选加沙参、紫菀、百合；

肾阴不足，选加女贞子、旱莲草、何首乌。如见阴虚内热，选加知母、黄柏、银柴胡、桑白皮、地骨皮；如见虚火上炎，选加交通心肾的黄连、肉桂；如见大便秘结，选加增液行舟的白菊花和全当归、何首乌、草决明、桃仁、全瓜蒌。

增液汤能治疗干燥综合征，石斛必须用，如有鲜芦根，可把鲜芦根榨汁，兑在汤药里面，会更有效。治疗干燥综合征关键在中焦，养胃阴是关键，要养胃阴、去胃火，用增液汤配上白虎汤，不用粳米而用生薏苡仁；还要想到阴和气是互根的，补气能增强养阴，要加补气的药，既补气又生津养阴的药就是西洋参，用5g另煎，煎3遍，煎出来的水兑在汤药里喝，然后把药渣吃了，这样就不浪费了，也可以把西洋参改成30g太子参，或者加白扁豆，做成白扁豆粥。

25. 荆防败毒散替代麻黄汤辛温解表

外感风寒表实证，治疗大法为辛温解表，多投《伤寒论》的"麻黄汤"。麻黄汤为发汗峻剂，仲景曾有告诫："疮家""淋家""衄家""亡血家"禁用。也不可误投于表寒虚证和风热表证，否则汗之过度，首伤心阳。近代药理研究发现麻黄有提升血压、抑制心脏、加重心力衰竭的副作用，故高血压心功能差者，虽有风寒表实证也不宜投用"麻黄汤"。凡此，麻黄汤辛温解表有利也有弊，故提倡以"荆防败毒散"代之。

"荆防败毒散"出自《摄生众妙方》，据《小儿药证直诀》的"人参败毒散"，去人参、薄荷、生姜，加荆芥、防风、柴胡、前胡、川芎、枳壳、羌活、独活、茯苓、桔梗、甘草11味组成。荆防败毒散同样具有辛温解表之效，但其发汗力较麻黄汤轻，且无麻黄之副作用，又宜治风寒表实证。

26. 辛凉解表仍沿用银翘桑菊

银翘散、桑菊饮均出自《温病条辨》，至今仍是辛凉解表的代表方。均以疏散风热为主，治疗风热表证，前者以清热解毒为重，后者以清肺止咳为重。

临床上常合用，以金银花、连翘、桑白皮、菊花、芦根、薄荷为基础方，佐透窍的桔梗，排邪的车前草。再辨证加味：发热明显选加荆芥穗、竹叶、桑叶；咳痰不爽选加全瓜蒌、浙贝母、冬瓜仁、黄芩；咽痛且渴选加板蓝根、牛蒡子、野菊花、马勃；头痛目糊选加川芎、草决明、葛根；虚人风热选加生黄芪、党参、仙鹤草；痈疮风热选加公英、紫花地丁、野菊花、生薏苡仁、生栀子、白花蛇舌草。

27. 抗链丸消咽喉炎

咽喉炎常由乙型溶血性链球菌感染所致，控制不好可引发免疫性疾患，特别是肾炎。

中医学将咽喉炎归入"喉痹"范围，始载于《素问·阴阳别论》，曰："一阴一阳结，谓之喉痹。"其病有急慢性之分，其证有虚实之变。急性者有风热、风寒、肺胃热毒；慢性者有阴虚、阳虚、气虚，唯喉痹多见风热上壅和虚火上炎，其治以清降为要。

自拟"抗链丸"，由金银花、连翘、板蓝根、桔梗、玄参、生甘草6味药组成，清热用金银花、连翘、板蓝根，利咽用桔梗、玄参，治咽炎、喉炎，对急慢性咽喉炎均有效。咽喉炎要重视，控制不好会合并肾炎。临床辨证加味：风热，选加菊花、桑白皮、薄荷；风寒，选加苏梗、桂枝、防风；肺胃热毒，选加生石膏、知母、生薏苡仁；阴虚，选加麦冬、北沙参、女贞子；阳虚的咽喉炎，主要有舌质淡、胖、形寒，咽喉炎有火，又有阳虚，很难处理，可选加蛇床子、补骨脂、菟丝子，不用温燥的药，用温润的药；气虚，选加生黄芪、黄精、仙鹤草；咽肿红痛，或扁桃体发炎，选加马勃、露蜂房、僵蚕、蝉蜕、山豆根，马勃像海绵一样，非常轻，最多用1g；咽痒发堵，选加苏梗、橘红、百部、葶苈子，咽痒不好处理，治咽痒橘红是味好药；咽干欲饮，选加百合、芦根、生地黄、知母、野菊花；暗哑失声，选加胖大海、玉蝴蝶、射干、金果榄，玉蝴蝶也非常轻，很薄，白的，中间有个黑点，最多也用1g。

我之前在急诊，做了个吹喉的散剂，用露蜂房、僵蚕、蝉蜕这3味虫类药，加上金银花和板蓝根，按1:1比例，磨成粉，吹喉，就吹在脓肿的扁桃体上，效果非常好，5~7天消肿了，命名为"吹喉散"。

28. 阳和汤宁心悸

阳和汤出自《外科证治全生集》，由熟地黄、肉桂、麻黄、鹿角胶、白芥子、姜炭、生甘草7味药组成，系治疗"阴证疮疡"名方。功能是温阳散寒，和血通滞。

心悸有快慢之分。缓慢型心悸常责之于心阳不振，温煦失养，治当以温阳立法，正合阳和汤的方义。临床用阳和汤治缓慢型心律失常有效，但宜化裁：以鹿角霜、桂枝温阳散寒；熟地黄、炙麻黄和血养心，振奋心阳；炮姜温中散寒，合成温阳散寒、养心宁悸之方。

"阳和汤"是外科的方，内科大夫用阳和汤来宁心悸，尤其是治疗缓慢型心律失常。其有两个组方特点：一是温阳散寒，有肉桂、麻黄，其中鹿茸或者鹿角可改成鹿角霜，还有白芥子和炮姜，方中主要的药是鹿角霜、肉桂、炮姜；二是和血通滞，用熟地黄。

临床应用加减：如高血压合并心力衰竭的患者心律失常，以蛇床子代替麻黄；心动悸甚者，选加川芎、石韦、生龙骨、生牡蛎、羌活，心悸用羌活非常特殊，从药理研究来讲，羌活里面的生物碱能纠正心律失常，从中医学来讲悸属于内风，但内风和外风息息相关，所以用羌活来祛风止悸；形寒肢凉，选加淫羊藿、菟丝子、蛇床子；胸闷不舒，选加全瓜蒌、薤白、乌药；气短乏力，选加生黄芪、仙鹤草、扁豆衣；腰酸膝软，选加生杜仲、槲寄生、川续断。

当然心律失常，不管快速型的、慢速型的，非常容易复发，复发的原因就是精神因素，心悸患者心慌的时候，特别紧张、特别害怕，好了以后又不注意控制情绪，复发率相当高。可以有两个措施：第一，用有效的药做成药粉，装在1号胶囊里，每粒0.3g，每次吃5粒，每天3次，至少吃1个月；第二，注重"两个本"，先天之本和后天之本，就是健脾调肾来巩固疗效，可用香砂六君子汤和杞菊地黄丸。

29. 补心丹提心率

补心丹又名天王补心丹，出自《摄生秘剖》，由生地黄、五味子、当归身、天冬、麦冬、酸枣仁、党参、玄参、丹参、茯苓、远志、桔梗组成，滋阴养血，安神宁悸。

心率缓慢常因心肾不足，阴亏血少，心失所养而致。补心丹方义正好切中其病机，故用来提高心率。应用时以生地黄、玄参、天冬、麦冬滋心肾之阴；党参、茯苓健脾宁神，考虑了气阴的关系。如果是糖尿病患者，心率很慢，用党参就不合适了，可以用白扁豆，既健脾又可以宁神，或者用生黄芪；丹参、当归补血养心；炒酸枣仁、炙远志、五味子宁心安神，五味子是一味酸收的好药，以其酸敛作用来宁神，效果非常好；桔梗载药上行。

补心丹提心率还宜加味：加桂枝引入心经，加知母引入肾经且能清降虚火，补心气选加生黄芪、仙鹤草，养心血选加黄精、何首乌、桑椹、大枣，滋肾阴选加枸杞子、女贞子、旱莲草，阳中求阴选加蛇床子、淫羊藿、生杜仲、槲寄生。

30. 心衰效方葶苈大枣泻肺汤

《金匮要略·肺痿肺痈咳嗽上气病脉证治》有"葶苈大枣泻肺汤"，由葶苈子、大枣两味药组成，泻肺行水，祛痰平喘，专治痰水壅肺证。葶苈子泻肺祛痰，降气平喘，利水消肿，其活性成分有明显的强心效用，故十分适宜于心力衰竭的喘息水肿证，可视作心力衰竭的效药，生用可致泻，防其峻烈佐大枣缓和并养胃气。

临证治心力衰竭还宜加味：为增强心之力，选加生黄芪、炒白术；为增利水之力，选加泽泻、泽兰、车前草、冬瓜仁；为增祛痰之力，选加全瓜蒌、莱菔子、竹茹；为增平喘之力，选加紫菀、桑白皮、白菊花、桔梗、杏仁；为增清肺之力，选加鱼腥草、黄芩、浙贝母。

31. 三参饮治心肝病

自拟"三参饮"，由党参、丹参、苦参3味药组成。

党参是健脾补气主药，丹参是活血养血主药，苦参是清热燥湿奇药。药理研究证实党参能增强机体免疫功能和应激能力，延缓衰老，强心，保护缺血心肌及保肝；丹参有钙拮抗剂作用，增加冠状动脉流量，防止心肌缺血，缩小心肌梗死面积，降低心肌耗氧量，降血压，降血脂，抗动脉硬化，抗凝血，增强心脑组织的能量代谢，还能防止肝损伤，促进肝细胞再生，抗肝纤维化；苦参对心脏有正性肌力作用，抗心律失常，防止心肌缺血，明显扩张血管而降血压。凡心肝病久难治者，均可试投"三参饮"。古训"久病属虚"，以党参补虚；"久病入络"，以丹参活络；"余邪未清"，以苦参清热，三参饮十分符合理法方药。只是苦参最易苦寒伤胃，用量控制在10g以内无妨，为防其苦寒还可配伍神曲、木香、生鸡内金、砂仁、陈皮之类。

"三参饮"治心肝病还应加味：心病选加生黄芪、当归、仙鹤草、麦冬、黄精、全瓜蒌、薤白、川芎、赤芍、苏木、葛根、三七粉；肝病选加醋鳖甲、板蓝根、金钱草、川楝子、延胡索、木香、郁金、神曲、生鸡内金、连翘、当归。

32. 瓜蒌薤白白酒汤的应用区分

张仲景在《金匮要略》中分辨"胸痹心痛"系胸阳不足，阴邪（主要指痰浊、水饮）上乘，相互搏结而成。为此组建9个方："瓜蒌薤白白酒汤""瓜蒌薤白半夏汤""枳实薤白桂枝汤""人参汤""茯苓杏仁甘草汤""橘枳姜汤""薏苡附子散""桂枝生姜枳实汤""乌头赤石脂丸"。

胸痹病，其治宜宣痹通阳，瓜蒌薤白白酒汤为主方。用全瓜蒌30g，宣痹宽胸，祛痰散结，为君；薤白10g辛温通阳，豁痰下气，为臣；白酒半两通阳止痛，轻扬药势，为佐使。药理研究明确薤白对心血管病药效的活性成分为大蒜氨酸、挥发精油等，只溶于酒而不溶于水，可见仲景用薤白加酒治胸痹病的科学性。

痰结胸中，痹阻胸阳更甚者，"心痛彻背""不得卧"，则加法半夏，增强祛痰逐饮之力，便成"瓜蒌薤白半夏汤"。其使用指征就4个字"心痛彻背"，冠心病患者闷、憋，喘不过气，影响到背，影响到肩膀，发沉，这就是心痛彻背，这个时候就用瓜蒌薤白半夏汤。如果担心半夏性燥，可以把半夏换成葛根，葛根的心血管效应也非常好，项背的引经药也是葛根。

　　胸痹延及胃脘，"心中痞气""胁下逆抢心"，宜胸胃同治，既以瓜蒌、薤白宣胸痹，又加厚朴、枳实调胃气，再入温通的桂枝，便成"枳实薤白桂枝汤"。痰浊既阻于胸又阻于胃，患者会有纳呆、恶心、呕吐等消化系统症状，这时用枳实薤白桂枝汤。当然现在不加枳实，而是加枳壳。

　　胸痹，"胸中气塞，短气"，偏于水饮用"茯苓杏仁甘草汤"逐水饮，当然现在不用甘草，甘草在经方里面调和诸药，但实际上它能留水，对排水饮不利，所以不必加甘草，可以加葶苈子、大腹皮、茯苓、猪苓，就增加了逐水饮的效应。

　　胸痹，偏于气滞用"橘枳姜汤"，加橘红、枳壳、生姜。这里的气滞是胸和肝的气滞，胸肝同治，可以不用姜，加一些疏肝理气的药，尤其是柴胡和香附来提高疗效。

　　胸痹，偏于寒湿急性作痛用"薏苡附子散"，加薏苡仁和附子祛寒湿，临床应用可把附子改成鹿角霜。鹿角胶、鹿角光温不通，唯独鹿角霜是温而通，非常适合，当然还可以加其他温通药，如桂枝、川椒、炮姜、乌药。

　　胸痹，寒饮内停"心中痞"，上逆而"心悬痛"用"桂枝生姜枳实汤"，临床不用生姜，改成枳壳。

　　胸痹，"心痛彻背"，用"乌头赤石脂丸"（制附片、赤石脂、川椒、干姜）。用川椒要注意，在北京最多用1g，云南、贵州、四川地区潮湿，用川椒来祛湿，而北方地区干燥，川椒用多了会上火。

　　胸痹，脾阳亦虚，宜补中助阳，用"人参汤"（人参、炒白术、干姜、炙甘草），又名"理中汤"，用参和白术，既补中又助阳；《伤寒论》以理中汤倍甘草，加桂枝，名"桂枝人参汤"，主治中焦虚寒而兼外感表寒证，用人参治疗内虚，用桂枝治疗外寒；《太平惠民和剂局方》以理中汤加附子，名"附子理中汤"，主治脾肾阳虚证；以理中汤加枳实、茯苓，名"枳实理中丸"，主治脾虚痞满，痰饮腹痛证；《三因极一病证方论》以理中汤加附子、肉桂，名"附桂理中丸"，回阳散寒之力更大；《明医杂著》以理中汤加半夏、茯苓，名"理中化痰丸"，主治脾胃阳虚，痰饮内停证；《症因脉治》以理中汤加黄连，名"连理汤"，主治脾胃虚寒，呕吐泛酸证；《万病回春》以理中汤去甘草，加蜀椒、乌梅、茯苓，名"理中安蛔汤"，主治脾胃虚寒，蛔虫腹痛证。

33. 珍决汤降压

　　自拟"珍决汤"由珍珠母、白菊花、草决明3味药组成，主治肝阳亢盛之高血压。珍珠母为珍珠的贝壳，含92%以上的碳酸钙，5%的硬蛋白，性寒味甘，功专平肝潜阳、清肝明目；白菊花可扩张冠状动脉，扩张周围血管而降血压，专疏风清热、平肝明目；草决明又称决明子，可降压降脂，特别是降舒张压效果好，功专滋水涵木、清肝明目、润肠通便。

临床应用加减：如见便溏，草决明量改为15g，再加葛根、炒白术；清肝，可选加夏枯草、薄荷、生栀子、生地黄、羚羊粉；平肝，可选加钩藤、生石决明、灵磁石、生龙骨、天麻；疏肝，可选加柴胡、香附、川楝子、炒橘核、沉香粉，沉香粉用3～5g；滋水，可选加枸杞子、女贞子、生杜仲、桑寄生、川牛膝。

34. 大雄丸止头痛

"大雄丸"由川芎、天麻两味药组成，在《苏沈良方》名为"芎麻饮"，《普济方》中名为"天麻丸"。川芎辛温善窜、活血行气、祛风止痛，且可镇静安神；天麻平肝潜阳、息风止痉，为息风要药且祛风湿痹痛。两药相配，可祛内外之风邪，平上亢之肝阳，调畅气血而止头痛。

临证应用要注意川芎用量，其可扩张脑血管，特别是痉挛状态时效佳，但如果用量超过10g，脑血管扩张过度反而加重头痛；天麻价贵，可用天麻粉3g冲服。为提高止头痛之效，可选加川楝子、延胡索；其痛难忍，还可加羚羊角粉冲服；为增平肝潜阳之力，可选加夏枯草、生石决明、草决明、白菊花、僵蚕、钩藤、川牛膝，病在上治在下，所以川牛膝是味很关键的药，用15g；肝阳化火，选加清肝的生栀子、薄荷、蝉蜕、牡丹皮、赤芍。蝉蜕是味好药，使用动物药一定要安全第一，许多动物药，如蝎子、蜈蚣、斑蝥，虽然有效，但也有毒，要避免用。但有些动物药可大胆用，我喜欢用水蛭、僵蚕、土鳖虫、地龙、蝉蜕，这些动物药使用没问题，唯一的问题就是异性蛋白造成过敏。有两个预防措施：第一个措施就是控制用量，从小量慢慢加大；第二个措施就是利用西医的划痕试验，在胳膊上划一道，看红不红，红了就是过敏体质，就别用了，不红就大胆用。

35. 百合固金汤退虚热

百合固金汤出自《医方集解》，由生地黄、熟地黄、麦冬、百合、白芍、当归、浙贝母、生甘草、玄参、桔梗10味药组成。养阴清热、润肺祛痰，主治肺肾阴亏、虚火上炎证。

"百合固金汤"，不是用来润肺，而是用来退虚热，虚热就是西医讲的神经性发热。不明原因低热难退，凡属阴虚内热证类，可试投"百合固金汤"。组方特点：第一，以增液汤养阴清热，用生地黄、麦冬、玄参；第二，润肺祛痰，用百合和桔梗；第三，通过柔肝来润肺，用当归和白芍。临证应用可加味：滋水涵木，选加枸杞子、白菊花；滋阴健脾，选加黄精、白术；清降虚热，选加青蒿、桑白皮、地骨皮、知母、银柴胡、车前草；气阴两虚，选加生黄芪、仙鹤草；阳中求阴，选加生杜仲、桑寄生、川续断；调理月经，选加鸡血藤、香附、丹参、益母草。

36. 参苓白术散降血糖

参苓白术散出自《太平惠民和剂局方》，主治气虚夹湿证。方中以四君子汤补气，山药、白扁豆、生薏苡仁、莲子肉渗湿，砂仁、陈皮和胃理气、补而不滞，桔梗载药上行。《先醒斋医学广笔记》以参苓白术散加山楂、麦芽、藿香、芡实、黄连，加强渗湿清热之力且清热安胎，名"资生健脾丸"，主治脾胃虚热而兼湿热。

参苓白术散加减有确切的降血糖作用。临床应用处方：西洋参、炒白术、茯苓、生薏苡仁、山药5味药为基础方，再增补气的生黄芪、黄精，养阴的生地黄、知母，潜阳固涩的生龙骨、五倍子，补而不滞的木香、陈皮。

中医学认为脾虚必定会生湿，有脾虚生湿，也有湿困脾胃，一个虚一个实，鉴别主要看舌苔，苔薄就是脾虚生湿，苔腻就是湿困脾胃。虚证的湿困，用参苓白术散。

37. 归脾汤止汗

归脾汤出自《严氏济生方》，益气养血，成为心脾两虚证的效方。方中健脾补气用四君子汤、生黄芪、姜、枣，养血宁心用当归、炒酸枣仁、远志、龙眼肉，补而不滞用木香。

临床见自汗和低热，虚证居多，见到气血不足证者可投归脾汤。健脾用党参、炒白术、茯苓、生黄芪，宁心用当归、炒酸枣仁，补而不滞用木香。自汗不止，可选加浮小麦、生牡蛎；低热不退，可选加青蒿、银柴胡、地骨皮；心悸明显，可选加柏子仁、琥珀粉；失眠严重，可选加首乌藤、川芎、知母；贫血肌衄，可选加三七粉、仙鹤草、茜草、鸡血藤、石韦；月经不调，可选加香附、柴胡、鸡血藤、伸筋草、益母草；宫血不止，可选加赤石脂、乌梅炭、艾叶炭、生牡蛎、生栀子。

归脾汤可以用来治疗自汗、更年期综合征，神经衰弱也可以用归脾汤，但别疏忽了舌苔，苔腻的患者绝对不能用归脾汤，苔腻是有痰瘀，改成温胆汤疗效马上就提高了，舌苔退了以后，还是虚证再用归脾汤，效果就非常好。再举个例子：脑卒中的恢复期或者后遗症期，大家喜欢用王清任的补阳还五汤，重用补气药，黄芪用到 30~60g，加上活血药，补气活血，但如果苔腻、大便还干时效果就差，这时可以用温胆汤、导痰汤，苔不腻了，再用补阳还五汤，就有效了，所以舌苔相当重要，绝对不要疏忽。

38. 二仙汤调整内分泌紊乱

二仙汤是出自上海的经验方，由仙茅、淫羊藿、当归、巴戟肉、黄柏、知母 6 味药组成，温肾阳、滋肾阴而泻虚火、调冲任。原治更年期高血压，既可明显降血压，又能改善症状。

内分泌紊乱如属肾亏精损，阴阳失调，虚火上炎证类，均可投"二仙汤"试治。方用淫羊藿、知母、黄柏、当归、巴戟肉，因仙茅温燥有小毒，以蛇床子代之。临证的时候还可加味：增行气透窍，调整大脑皮层功能的石菖蒲、郁金；增调肾阴阳的生杜仲、桑寄生、川续断；增调理冲任的泽兰、鸡血藤；增升清降浊的川芎、川牛膝；增宁心安神的炒酸枣仁、首乌藤；增补而不滞的茯苓、泽泻、陈皮。

调肾我讲了两个方子：一个是杞菊地黄汤；另一个就是二仙汤加减。杞菊地黄汤和二仙汤应用的区别有两条：第 1 条，妇女月经不调要用二仙汤，男子肾亏要用杞菊地黄汤；第 2 条，偏于阳虚用二仙汤，偏于阴虚用杞菊地黄汤。这两个都是调肾阴阳的好方，有两个偏重。

39. 良附丸治胃脘痛

良附丸由高良姜、香附两味药组成，出自《良方集腋》，为温中散寒、行气止痛效方。主治寒凝气滞的胃脘胸胁诸痛和痛经。

临证还宜加味：寒凝甚者，高良姜加至 15g；气滞甚者，香附加至 15g；通则不痛，可佐川楝子、延胡索；胁痛，选加木香、丹参、郁金、青皮、金钱草；胸痛，选加全瓜蒌、薤白、苏木、牡丹皮；痛经，选加桂枝、炮姜、当归。

"良附丸"治胃痛有两个特点：一个是温中散寒，用高良姜；另一个是行气止痛，用香附。胃脘的虚寒性疼痛都可以用良附丸，实寒性疼痛也可以用良附丸，虚实都可以用，但是必须有寒，表现为胃部发凉，怕吃凉东西，或者用手摸胃脘部觉得凉。

40. 乌贝散消溃疡病

溃疡病包括胃及十二指肠溃疡，常以胃痛泛酸为主症。由于胃内湿润，较难愈合，故溃疡病以制酸和保护黏膜为要。制酸可用海螵蛸、凤凰衣，保护黏膜可用白及，清热解毒、消痈散结可用浙贝母、公英，健胃止痛可用甘松，6 味药装入 1 号胶囊，每次服 5 粒，每天 2 次，方名"乌贝散"。

41. 四逆散排胆石

张仲景在《伤寒论》中针对少阳化热的热厥证，组建"四逆散"，由柴胡、芍药疏肝清热，枳实、炙甘草运脾缓急，成为宣郁清热、疏肝理气之剂。后世扩大范围，用于治疗肝脾不调证类，"逍遥散""柴胡疏肝散"等都由此方发展而成。

胆囊炎患者多数患有结石，平时没有症状，或见消化不良症状，发作时右胁作痛，消化不良症状加重，多责之于肝胆气滞、夹湿瘀阻。四逆散用柴胡、枳壳、炒白芍疏泄肝胆之气，辅以茵陈、金钱草、生薏苡仁清利湿热，赤芍、丹参活络化瘀，川楝子、延胡索行气止痛，草决明、车前草分利两便，取名"排石四逆散"，是治疗胆囊炎、胆结石的效方。

42. 苇茎汤疗肺癌

苇茎汤出自《备急千金要方》，故又名"千金苇茎汤"，由苇茎加三仁（生薏苡仁、桃仁、冬瓜仁）组成。清肺祛痰，逐瘀排脓，专为"肺痈"所设，责之于痰热瘀血，壅肺酿脓。

原发性肺癌，中医称"肺积""息贲"，因痰浊瘀毒壅积肺脏而酿成，其证正合"苇茎汤"，可投之。重用芦根30g，以清肺泄热为主，如以鲜芦根汁30mL兑服，效果更佳；生薏苡仁清热利湿，桃仁活血逐瘀，冬瓜仁清热祛痰，为辅；再加鱼腥草、白花蛇舌草清热解毒，为治疗肺癌的基本方。

临证应用还宜加味：咳嗽者，痰多，选加苏子、莱菔子、葶苈子、牛蒡子、白芥子、杏仁、桔梗、全瓜蒌、海蛤壳、胆南星、竹茹、蛇胆、陈皮末；干咳，选加北沙参、麦冬、紫菀、川贝母、百合、百部、桑白皮、白菊花、炙枇杷叶；咯重者，均可以地龙、桔梗煎水雾化吸入。咯血者，凉血止血，选加牡丹皮、焦栀子、茜草、白茅根、侧柏叶、金银花炭、黄芩炭；益气摄血，选加仙鹤草、生黄芪、当归、西洋参、藕节炭；祛瘀生新，选加丹参、血余炭、三七粉、蒲黄炭；咯血者，均可配"止血粉"，花蕊石、三七、白及、川贝母等份研细末，每次服3g。胸痛者，选加全瓜蒌、薤白、苏木、牡丹皮、赤芍、徐长卿、细辛、血竭粉；还可以冰片、芥末、血竭、细辛、延胡索共研细末，陈醋调敷胸部。发热者，选加生黄芪、青蒿、竹叶、银柴胡、野菊花、公英、紫花地丁、生石膏、知母、生薏苡仁、藿香、山豆根。

肺癌四大主症：第一，咳嗽，有痰的加莱菔子、葶苈子、桔梗；干咳无痰的加北沙参、紫菀、川贝母，紫菀和川贝母这个药对非常有效，紫菀用15g，川贝母磨成川贝母粉，用3g。第二，咯血，用生栀子、白茅根、茯苓。第三，胸痛，用全瓜蒌、薤白、苏木。第四，发热，用青蒿、银柴胡、知母、野菊花、公英。回过头来要讲咯血，一定要止住，不止住就引起大咯血。我在某医院时治疗一肺癌患者，这个患者咯血，曾用了许多止血办法：凉血止血，没止住；补气摄血，也没止住；温阳止血，也没止住。我查房的时候，看到他咯血量很大，咯血有血块，暗红的，这个明显是瘀血，就给他开了苇茎汤加桃红四物汤，用了以后，再加了"止血散"，用花蕊石30g，血余炭15g，川贝母粉10g，仙鹤草60g，磨成粉，每天2次，每次3g。一周后去查房，咯血明显减少，不到两周，血止住了。所以肺癌咯血不要怕，看到有血块、暗的，就大胆祛瘀生新，咯血才能止住。

43. 桂枝茯苓丸消子宫肌瘤

张仲景在《金匮要略》中组建"桂枝茯苓丸"，专治"妇人宿有癥病"。方由桂枝、茯苓、牡丹皮、赤芍、桃仁5味药组成，功能是活血化瘀、缓消癥块，也治瘀血经闭，痛经，崩漏，产后瘀阻，主要作用是温通活血。

子宫肌瘤常因瘀血闭阻，郁久成癥所致，"桂枝茯苓丸"是效方。临床应用组方如下：桂枝，茯苓，赤芍，牡丹皮，桃仁，红花，当归，丹参，香附，郁金，鸡血藤。子宫肌瘤与内分泌有关，选加调整内分泌的蛇床子、女贞子、泽兰、续断、淫羊藿、菟丝子；再选加软坚散结的夏枯草、生牡蛎、山慈菇、浙贝母、海藻。其方现有成药，其服法：经期汤剂每日1剂，煎2次送服成药3g；平时汤剂每剂煎2汁，每晚服1汁，上下午各服成药3g。一般要调治2～3个月经周期，再复查B超对照。

44. 艾附暖宫丸可种子

艾附暖宫丸出自《寿世保元》，由艾叶、当归、香附、吴茱萸、川芎、白芍、黄芪、续断、生地黄、肉桂10味药组成，温暖子宫，调经止痛。

妇人不孕大多系宫寒，故暖宫可种子。组方如下：温肾，用生地黄、肉桂、续断，还可选加淫羊藿、菟丝子、蛇床子、补骨脂、巴戟肉、鹿角霜；暖宫，用艾叶、香附，还可选加炮姜、川椒、乌药、小茴香；补气健脾，用生黄芪，还可选加炒白术、黄精、山药、仙鹤草、白扁豆；养血柔肝，用当归、炒白芍，还可选加枸杞子、女贞子、何首乌、阿胶珠、桑椹；补中有行，用川芎，还可选加郁金、木香、陈皮。

临床还应辨证加味：月经量少，选加三七粉、丹参、鸡血藤、泽兰、益母草；痛经，选加川楝子、延胡索、赤芍、桃仁、蚕沙；腰痛，选加老鹳草、鸡血藤、川牛膝、狗脊、生杜仲、桑寄生。"艾附暖宫丸"有成药，其服法可仿"桂枝茯苓丸"。

45. 平胃散治体胖不孕

平胃散出自《太平惠民和剂局方》，由陈皮、厚朴、苍术、甘草4味药组成。燥湿运脾，行气和胃，专治湿困脾胃证。《太平惠民和剂局方》以平胃散加藿香、半夏，增化湿之力，名"不换金正气散"；《内经拾遗方论》以平胃散合小柴胡汤，名"柴平散"（以银柴胡代柴胡），燥湿运脾，和解少阳。

体胖不孕常因痰浊阻宫所致，其治当专祛痰浊，"平胃散"宜之。组方如下：燥湿用炒苍术、法半夏，行气用厚朴，运脾用茯苓、陈皮，和胃用神曲，调经用丹参。

临证还应加味：经少闭经，选加泽兰、益母草、赤芍、鸡血藤、香附、郁金、红花；纳差脘胀，选加生山楂、莱菔子、神曲、生鸡内金、大腹皮、木香；腰酸带下，选加生薏苡仁、黄柏、川牛膝、车前草、老鹳草、蛇床子。

这里"平胃散"不是治胃，而是用来治疗体胖不孕，胖人不孕，月经量少，甚至闭经，就要燥湿，用平胃散。

46. 补中益气汤定胎漏

《脾胃论》创益气升阳的代表方"补中益气汤"。方内补中用人参、生黄芪、白术、甘草；"血为气母"，养血补气用当归；升举用升麻、柴胡；升阳怕泻利，故不用可补中但淡渗的茯苓、生薏苡仁等；补而不滞用陈皮。此方专治中气不足，气虚下陷证。

胎漏即先兆流产。由于补中益气汤补中升举，故定胎漏有效。临证组方如下：党参、生黄芪、炒白术、升麻、柴胡、陈皮。"胎前宜清"，选加黄芩、竹茹、黄连、连翘、公英；"补肾养胎"，选加续断、生杜仲、桑寄生、狗脊；"养血安胎"，选加阿胶、生地黄、大枣；有呕吐反应，选加苏梗、砂仁；见红，选加仙鹤草、生牡蛎、侧柏叶。

"补中益气汤"来定胎漏，治疗习惯性流产，补气升提。止血药炒成炭，能提高止血的效力，但有两味药不能炒炭，炒炭就不能止血：第一个是小蓟，第二个是侧柏叶，一定要写明生小蓟、生侧柏叶。习惯性流产还应止呕，呕吐厉害更容易流产，因为呕吐增加了腹内压，压迫了子宫，等于加强子宫的收缩，所以要止呕。止呕吐可以用苏梗、砂仁、竹茹。

47. 五子衍宗丸疗不育

五子衍宗丸出自《证治准绳》，由菟丝子、五味子、枸杞子、覆盆子、车前子组成。通治肾虚阳痿，早泄遗精。

男子不育多见肾亏，调肾为要，补其水火也。投"五子衍宗丸"加减可以奏效。取补阴的三子,即枸杞子、女贞子、覆盆子,再加壮阳的蛇床子、菟丝子、补骨脂,疏肝的川楝子,通脉的王不留行,新组衍宗丸,调为 8 子,名为"新衍宗丸"。

临床应用加减:精量不足,成活率低,选加丹参、泽兰、泽泻、山药、灵芝、黄精、生黄芪、当归、韭菜子;血精,选加生地黄、牡丹皮、赤芍、茜草炭、金银花炭、仙鹤草、焦栀子;不射精,选加炒苍术、黄柏、生薏苡仁、川牛膝、红花、连翘、车前草;阴囊潮湿,选加乌药、炒橘核、青皮、茯苓、小茴香;阳痿,选加淫羊藿、桂枝、九香虫、葛根、河车粉;遗精早泄,选加芡实、五味子、五倍子、生龙骨、生牡蛎、巴戟肉、莲子肉。

"五子衍宗丸"治疗男子的不育,是一个常用的方子。改成 8 子,这是沈氏女科祖传方,枸杞子、蛇床子、菟丝子、补骨脂、女贞子、川楝子、王不留行、覆盆子。

48. 五子饮祛湿毒

自拟"五子饮",由蛇床子、地肤子、葶苈子、莱菔子、车前子组成。利湿排毒,专治湿毒证。

临证应用还要加味:清热解毒,选加苦参、生薏苡仁、制大黄;清宣润肠,选加桑白皮、野菊花、连翘、全瓜蒌;和血散风,选加丹参、赤芍、川芎;祛风止痒,选加白鲜皮、防风;利尿排毒,选加白花蛇舌草、泽兰、泽泻、冬瓜仁。

祛湿毒,要肺胃同治,用葶苈子泻肺,用莱菔子治胃,用车前子利尿祛邪。祛邪共有 5 条路:第一条出汗,当然排量有限,排多了会伤心阳;第二条通过中焦,和胃来排邪,但是和胃会影响胃阴,影响食欲;第三条通便,润肠通便,当然不是峻下,用当归、白菊花、草决明、全瓜蒌、桃仁,但通便也能伤正;第四条凉血,血分有热要凉血,用犀角地黄汤,现在犀牛角不能用了,可以用水牛角 3g,但凉血不能太凉,太凉会有许多副作用;第五条排尿,淡渗,没有副作用,小便排量很大,排邪量也大,所以实邪要给出路,最好的、排量最多的出路就是利尿,尤其是用车前子,还可以用白花蛇舌草、冬瓜仁。

49. 四妙丸疗丹毒

《丹溪心法》组建"二妙散",由黄柏、苍术两味药组成。《医学正传》加 1 味导药下行的川牛膝,以增其清利之力,名为"三妙丸"。临证应用再加 1 味利湿的生薏苡仁,则清热利湿之力更宏,名为"四妙丸"。

"丹毒"又称"流火",多系湿热下注,热壅成毒,用"四妙丸"有效。其加减如下:清热解毒,选加制大黄、金银花、玄参;清热燥湿,选加萆薢、土茯苓、竹茹；凉血解毒，选加紫花地丁、当归、赤芍、牡丹皮、生栀子、黄连。每剂煎2汁分服，再煎第3汁冷敷患部可以增效。

50. 颠倒散外敷可治痤疮酒渣鼻

颠倒散出自《医宗金鉴》，由大黄、硫黄两味药等份研末组成，两黄苦寒与甘温配伍，活血凉血，解毒杀虫，故名之为"颠倒"。

痤疮又称肺风粉刺，与酒渣鼻均系肺风湿热瘀毒上攻所致。可用"颠倒散"适量，浓茶水调敷患部，晚敷晨洗。配合避免急躁，忌口辛辣，并用硫黄皂盥洗可愈。如能加服犀角地黄汤和白虎汤其效更佳，组方如下：生地黄、牡丹皮、赤芍、生石膏、知母、生薏苡仁、炙枇杷叶、桑白皮、黄芩、车前草。

51. 手足皲裂醋泡方

自拟"醋泡方"可治皲裂。其方如下：防风15g，地骨皮15g，苦参30g，白鲜皮10g，茵陈10g，丹参30g，牡丹皮10g，皂角刺30g，玄参30g，生地黄15g。用陈醋1.5～2.5kg将药放大盆中浸泡。每次将手浸泡半小时，每日2～3次，5天换1剂新药，泡后用胶布把皲裂处绷紧生肌，则效果更佳。

52. 乌梅丸妙用

"乌梅丸"系《伤寒论》"辨厥阴病"中主治蛔厥和久利方，近人多用其治胆道蛔虫症。可将"乌梅丸"原方改成汤剂，扩大用于治疗头痛、眩晕、胁痛、腹泻等疾，只要证见寒热错杂、虚实兼夹，符合"厥阴病"者均可投之，但必须掌握其主症：面白不红，口渴不欲饮，苔薄不燥，脉沉细不数。

"乌梅丸"原方由10味药组成。其中3味用量固定：补气的党参15g，养血的当归10g，主药乌梅10g。其余视寒热之偏重调整用量。如果寒象偏重，5味温药加量，制附片10g，肉桂5g，川椒2g，细辛3g，干姜10g；2味凉药量减轻，黄连5g，黄柏5g。反之，热象偏重，则5味温药减量，制附片5g，肉桂3g，川椒1g，细辛2g，干姜5g；2味凉药加量，黄连10g，黄柏10g。"乌梅丸"系经方代表方之一，药简量精，只要对证，其效甚妙。

第六节　38 种病的巧治

1. 老年感冒

老年感冒难解，反复性大，病程较长。其巧治有五：

（1）分清风寒、风热

风寒者，苔薄白，脉浮紧；恶寒重，发热轻；咳嗽痰沫；头痛节楚。风热者，苔薄黄，脉浮数；恶寒轻，发热重；咳痰黏稠；咽喉肿痛。风寒辛温解表，投荆防败毒散；风热辛凉解表，投银翘散、桑菊饮。

（2）助以透窍

辨证选用桔梗、杏仁、川芎、蝉蜕、炙枇杷叶。

（3）分利排邪

润肠用草决明、全瓜蒌、白菊花、全当归、莱菔子、桃仁；利尿用车前草、泽泻、冬瓜仁、生薏苡仁、葶苈子。

（4）注意和胃

用茯苓、陈皮、木香、焦三仙、生鸡内金、石菖蒲振奋食欲。

（5）补气扶正

人参、黄芪、白扁豆选投1味，专以补气，扶正以祛邪。

第一，感冒要分清风寒、风热，有上面4个指标，其中舌脉是第1条。另外，辛温解表不用麻黄汤，用荆防败毒散；辛凉解表还用银翘散、桑菊饮。第二，必须透邪。不管风寒、风热，都是淫邪，要给邪出路，透窍使邪外出，用桔梗、杏仁、川芎、蝉蜕、炙枇杷叶。枇杷叶有毛，必须炙，生的枇杷叶呛嗓子。当然这些药不是一次都加，而是选择1~2味，守法易药，不断提高疗效。第三，要分利。外邪已透还不行，还要用润肠利尿来分利，用车前草、全瓜蒌、莱菔子、白菊花、当归。用白菊花和当归是我的老师四川名医叶老教的，对老年便秘效果很好。老年便秘，一个很大的特点就是津液不足，所以用白菊花和全当归就是增液行舟。第四，和胃，这个很关键，感冒不管是否影响食欲，都加上和胃的药，能提高疗效，用苏梗、焦三仙、生鸡内金、石菖蒲。石菖蒲两用，既能透窍又能和胃，所以治疗感冒用石菖蒲。第五，要扶正，但扶正这5味药（人参、生黄芪、白扁豆、仙鹤草、白术）里面只能加1味，加1味是扶正祛邪，加多了就恋邪。老年感冒用这5条巧治，可提高疗效，很少有反复。反过来，如果年轻人感冒反复发作，也可用这5个方法调治，控制反复发作。我在某医院急诊科工作的时候，制了个"温解合剂"辛温解表，包括苏叶、桂枝、防风、车前草，药煮好后，消毒，灌在250mL的盐水瓶里，用铝盖一封，能保存1个月，不会发霉；辛凉解表就用"清解合剂"，包括白菊花、桑白皮、连翘、冬瓜皮。同时，做了个病例对照研究，采用双盲法，就是做卡片，每组分配50张卡片，患者来就诊，随机抽取卡片，抽到西医组就用输液的方法治疗，输抗生素；抽到中医组就区分寒热治疗，全部用中药，不用西药。我亲自住在急诊室照看患者，患者来就诊，虽然体温很高，如果抽到中药组也毫不含糊，顶着头皮用中药，不用西药，就这样做了126例，结果显示两种疗法效果有明显差异。西药组退热很快，但反复发作，治疗周期长；中药组退热慢一点，一般6~12个小时退热，但是退热以后不复发，所以疗程比西药组短。

但是到了夏天，患者高热不退，我还是用"清解合剂""温解合剂"，用了10多例，非但没效，体温更高了。还是一位进修生提醒我："沈老师，是不是辨证不对呀？"这句话让我开窍了，当然辨证不对，夏天暑湿了，还分风寒、风热，是法不对证。我马上琢磨，又制了"清暑合剂"，包括青蒿、白扁豆、生薏苡仁、六一散，用后疗效马上提高了。由此我得出体会，中医的辨证论治是提高疗效的法宝，也是基础，不辨证影响疗效。

2. 经期感冒

经期外感，张仲景称为"热入血室"。妇女以肝为本，血室者肝胆也，故经期外感多见邪停少阳的半表半里证。经期感冒的巧治有五：

（1）投"小柴胡汤"和解表里

只取小柴胡汤中清解少阳的柴胡、清泻热邪的黄芩、扶正祛邪的参类3味。

（2）调经为要

用香附理气，鸡血藤和血。经多者用连翘，既清热又止血；经少者用郁金，既调气又和血。

（3）扶土抑木

肝木常可侮土，出现消化不良，加健脾和胃药，既有利于增加食欲，又有利于抑木，可加木香、砂仁、焦三仙。

（4）分利排泄

最宜用车前草利尿又清热，草决明润肠又清肝。

（5）引入肝经

常选用薄荷、川楝子，引药入肝经。

经期感冒也是感冒里面的特殊证。第一，和解，要和解表里。主要用3味药：柴胡、黄芩、党参，血糖高的患者用太子参。第二，经期感冒必须调经，不调经感冒治不好。用香附、鸡血藤、郁金、连翘。第三，要扶土抑木。女子以肝为本，经期感冒绝对是木旺。怎么治？不针对木旺，而针对扶土，这就是巧治。病在肝治在脾，用木香、砂仁、焦三仙。第四，排泄，用车前草，既清热又利尿，更能排邪。有的女性平常低热不退，到了经期体温更高了，能达到38℃左右，这也属于经期感冒，可以用这4个方法巧治；也可以用青蒿、地骨皮、桑白皮、银柴胡，再加味扶正的药，这几个方法可以交换用。第五，经期感冒必须引经，引到肝经，用川楝子和薄荷，这两味药用1味即可，或者用川楝子，或者用薄荷。

我治感冒的一个很大的特点是要扶正，离不开补气，这是巧治的关键。怎么得到启发的呢？古方"参苏饮"有两味主药，一味是人参，一味是苏叶，对于久治不愈的感冒、反复的感冒，这是个好方，我就在这个方子的启发下，引申出这几个对于感冒的巧治，"巧"就巧在扶正，当然只能用1味扶正的药，用多了就恋邪了。包括暑天感冒也要扶正，用白扁豆，既能清暑又能补气。

3. 湿温

清·薛生白著《湿热病篇》，是治疗湿温的代表作。湿温是外感湿热，内伤湿困脾胃，是内外合邪的一种特殊外感热病，既别于伤寒，又异于温病。湿温以湿邪为主，涉及脾胃，多以中焦脾胃为中心。湿邪重浊腻滞属阴邪，与热蕴蒸不化而胶黏难解，故病缓程长，缠绵反复。加之祛湿要温燥，妨于热邪，清热宜寒凉又恋于湿邪，故湿温难治。

湿温诊治要分辨7个证类，处置3个变证，掌握4个治要。

（1）湿遏卫气证

苔白腻，脉软濡，身热不扬，体表初扪不太热，扪之稍久有灼手感。恶寒少许，头重如裹（卫分证）；身重肢困，胸闷脘痞（湿邪蕴脾）。

化湿为主（宣上、畅中、渗下）——三仁汤。宣肺利气（杏仁），畅中燥湿（白豆蔻、法半夏、厚朴），淡渗利尿（生薏苡仁、猪苓、茯苓、泽泻），解表湿（藿香、淡豆豉），泄湿热（竹叶、滑石）。忌辛温发汗，易上蒙清窍而神昏；忌攻下过早，易伤脾胃阳气而洞泄；忌滋腻阴柔，易湿滞不化而病缠。

（2）邪伏膜原证

苔白厚腻，脉软而缓，寒甚热轻，身痛有汗，手足沉重，呕逆胀满。

宣透膜原——《时病论》雷氏方。宣化（藿香、法半夏、生姜），疏利（厚朴、槟榔、草果），清化（黄芩）。方性温燥，一旦湿化热透，热邪偏重，应及时转为清化。

（3）湿郁中焦证

苔黄腻，脉滑数，湿热并重，交蒸郁中，发热渐高，汗出不解，朝轻暮重，渴而少饮，痞闷呕恶，便溏溲赤。

化湿清热——王氏连朴饮。化湿（厚朴、法半夏、石菖蒲），清热（黄连、生栀子、淡豆豉、芦根）。

（4）湿热蕴毒证

苔黄腻，脉滑数，发热口渴，胸腹痞胀，肢倦身黄，咽肿尿赤。

化湿解毒——甘露消毒丹。化湿（藿香、砂仁、石菖蒲、滑石、茵陈），解毒（黄芩、连翘、射干、贝母、薄荷）。

（5）痰蒙心包证

湿热证兼见神识昏蒙，谵语。

清热豁痰开窍——菖蒲郁金汤。清热（生栀子、连翘、白菊花、牡丹皮、竹叶、滑石、牛蒡子），豁痰（石菖蒲、郁金、竹沥水、生姜汁），开窍（玉枢丹）。热重（至宝丹），湿重（苏合香丸）。

（6）下注膀胱证

湿热中阻而见小便不利。

淡渗分利——茯苓皮汤。渗湿（茯苓皮、猪苓、大腹皮、生薏苡仁），清热（竹叶、通草）。

（7）热重于湿证

苔薄黄腻，脉滑数，热盛阳明（胃）兼见湿蕴太阴（脾），壮热烦渴，身重脘闷。

清气化湿——苍术白虎汤。清气（生石膏、知母），化湿（苍术、生薏苡仁）。

湿温有3个变证宜妥善处置，以防生变。①化燥便血。舌质红绛，便色鲜红，灼热烦躁，急宜凉血止血，投犀角地黄汤加地黄炭、金银花炭、侧柏叶。②气随血脱。汗出舌淡，脉来微细，面白肢冷，便血不止，急宜益气固脱，以独参汤及黄土汤温阳止血，温脾阳（制附片、白术、伏龙肝），养血（生地黄、阿胶），清余热（黄芩）。③湿盛阳微。苔白质胖，脉沉细，形寒心悸，面浮肢肿，小便不利，急宜温阳利湿，投真武汤，温阳（制附片、生姜），健脾利湿（白术、茯苓），敛阳（白芍）。

湿温4个治要：①三法化湿。宣透化湿，湿从汗解；畅中燥湿，湿从燥解；淡渗利湿，湿从尿解。②偏重论治。湿重于热，化湿为主，少佐温燥，多用渗利；热重于湿，清热为主，慎用苦寒，兼以化湿；湿热并重，化湿清热兼施。③阶段治疗。初期卫气同病，化湿为主；邪入气分按偏重论治，化燥化火后按温病论治；后期顺证醒脾和胃，逆证温阳利湿。④善后收功。清理余邪，醒脾和胃。方用五叶芦根汤：清余邪（芦根、冬瓜仁），醒脾和胃用五叶（藿香、薄荷、荷叶、炙枇杷叶、佩兰）、芦根、白菊花、乌梅煎水送服保和丸；针刺内关、足三里。

4. 高血压

现在，高血压患者苔腻多见，而血循不畅的舌质紫斑、舌下静脉显露的瘀证亦并非少见，痰和瘀致病在高血压中日趋增多。回首古训：朱震亨的"无痰不作眩"，虞抟的"死血迷闭心窍"的瘀血致眩说，对当前临证十分切中。痰和瘀是病因，又是病理产物，乃为毒邪，高血压是心络受邪所致。"毒损心络"观是中医诊治高血压的新思路。高血压从"络病学说"来诠释是一种新角度、新观点、新途径。

因此，治疗高血压不能一味"平肝息风"，要法随证变，重视痰瘀同治。祛痰主药：莱菔子、海藻、泽泻、夏枯草、茵陈；化瘀主药：丹参、川芎、水蛭、牡丹皮、延胡索、生山楂。

5. 脑卒中

治疗脑卒中，历代常法有二：一是着眼于"肝风"而投《杂病诊治新义》的"天麻钩藤饮"；二是针对"气虚血瘀"而投《医林改错》的"补阳还五汤"。常常忽视"痰浊蒙窍"的病机，而脑卒中时痰浊随时可见，故苔腻的患者要治重"豁痰醒神"，并佐"化瘀"和"通腑"。恢复期则应治重"滋水涵木"。

"豁痰醒神"以温胆汤为主方化裁：用竹茹、枳壳、茯苓、陈皮，去半夏、大枣、甘草、生姜，虑其甘腻助痰生热。痰蒙清窍，宜豁宜行，加开窍化痰的石菖蒲，行气活血的郁金；痰浊化热，宜清宜化，加清热祛痰的胆南星、僵蚕，或以天竺黄易竹茹；蒙窍者必蒙神，宜醒宜宁，加炙远志、生龙骨、生牡蛎。

痰与瘀互为因果，常常互结。脑卒中有痰必有瘀，配用化瘀或辅以活血，是增效措施，化瘀法常选川芎、丹参、赤芍、地龙、水蛭。

脑卒中多见便秘，此乃腑实壅热证，反过来腑实便秘又是脑卒中病情恶化的重要诱因。所以通腑法也是增效的重要措施。通腑法常选6味中药：玄明粉、制大黄、番泻叶、全瓜蒌、桃仁、火麻仁。

脑卒中恢复期痰热去后，苔腻化薄，肝风内动之本必然显露，故脑卒中恢复期应治重"滋水涵木"，方以杞菊地黄汤为主。用枸杞子、白菊花、生地黄、黄精4味为主药，再辅以"活血透络"和"健脾和胃"。

活血透络，有利于肝风之息和肢体功能恢复，常用6味中药：泽兰、苏木、三七、鸡血藤、地龙、水蛭。健脾和胃可从源头上防止痰浊再生，另外脾主四肢，也有利于肢体功能恢复，常用5味中药：生山楂、莱菔子、神曲、生薏苡仁、茯苓。

中医的脑卒中分两类：神志清楚的叫中经络；神志不清楚的叫中脏腑。中脏腑又分两类：一类闭证；另一类脱证。中医治疗脑卒中一定要巧治。第一个巧治是豁痰，这是关键。脑卒中的患者，尤其是中脏腑，患者昏迷了，用舌钳把舌头拉出来，十之八九苔是黄腻的，此时是痰蒙心窍或痰浊化热，这时要清痰、祛痰、豁痰，可以用温胆汤 4 味。当然脑卒中的患者有两个危险：第一，是喉鸣、鼻鼾，深睡，深昏迷，嗓子有痰，这非常危险，更应当豁痰，当然这时要把竹茹换成天竺黄，甚至竹沥水。患者昏迷了药喝不进去怎么办？走两头，上头鼻饲，底下灌肠。第二，是打嗝、呃逆，这是中枢性的呃逆，很危险，最后膈肌痉挛，呼吸停止。宜豁宜行，必须加石菖蒲、郁金；宜清宜化，要加胆南星和僵蚕；宜醒宜宁，加远志和生牡蛎。这几个措施针对痰。还要痰瘀同治，加上化瘀的药，尤其是水蛭，患者昏迷了，把水蛭磨粉鼻饲。第二个巧治是必须通腑。不管大便干不干，都要通腑，当然也要适可而止，不能峻下，要润肠，可用番泻叶。番泻叶不能煎，煎了无效，用 1g 左右沏水，患者不昏迷让他喝，昏迷的患者从鼻管或肛管里灌进去，往往给药 2 小时以后就能通便，这是一味很好的药。但是番泻叶有个很大的缺点，就是成瘾，前 1~2 周很管用，用不了半个月就不起作用了，当然抢救脑卒中完全可以用。

6. 糖尿病

2 型糖尿病多见，也称成年型糖尿病。此时"三多症"并不明显，主要表现为气短乏力，苔薄白，脉沉细，以气虚为主，故治疗应当由传统"养阴清热"转为"养阴补气"，重补气并随症加减。

补气基本方：西洋参（或人参）10g，生黄芪 30g，生地黄 30g，黄精 15g，知母 15g，葛根 15g。

随证加味：肺燥胃火，选加生石膏、生薏苡仁、玄参；肝火旺，选加生栀子、当归、白芍；心火上炎，选加炒酸枣仁、首乌藤、黄连；水不涵木，选加钩藤、天麻、生石决明；脾肾阳虚，选加肉桂、肉苁蓉、白术。还可配加"玉锁丹"：茯苓，五倍子，生龙骨。

糖尿病中医称为"消渴"，分上、中、下三焦，上消属肺，中焦属胃，下消属肾，传统认为其病机是阴虚燥热，治疗离不开养阴清热。但要注意，糖尿病有个特点是三多一少，多饮、多食、多尿，加上消瘦，现在 1 型糖尿病还能见到三多一少，而 2 型糖尿病几乎见不到，没有三多一少的表现，多见的是心慌、气短、乏力，这完全是气虚的表现，一看舌苔是薄白的，舌质是淡的，脉是沉细的并不数，舌质并不红，所以 2 型糖尿病多属气虚，如果不补气只养阴清热效果不好。糖尿病，特别是 2 型糖尿病，治疗的思路必须转到补气为主，以补气基本方为主，有条件的用西洋参，另煎兑服，把西洋参的渣子也吃了，用 5～10g；治疗糖尿病还有一个特点，用量必须大，用量越大，作用越大，此方以补气为主，也兼顾了养阴，兼顾了清热。而这 6 味药，药理研究显示有明显的降糖作用，与辨证论治不矛盾，所以是治疗糖尿病尤其是 2 型糖尿病非常好的方子。当然还要加减：有的糖尿病肺燥胃火，主要加桑白皮；肝火旺盛，主要加生栀子；心火上炎，主要加黄连；补气为主适当配合养阴药。清火还有肺、胃、肝、心之分而需加不同的药以提高疗效。当然糖尿病患者还有水不涵木的情况，那就用杞菊地黄汤。老人糖尿病在北方还有一种证叫脾肾阳虚，怕冷，可以用二仙汤，把仙茅改成鹿角霜。糖尿病还有一个效方叫"玉锁丹"，由茯苓、五倍子、生龙骨组成，茯苓 15g，五倍子 10g，生龙骨 30g。五倍子有明显的降糖作用，但五倍子涩胃，吃后会烧心，用量受到限制，只能用到 10g。

7. 痛证

痛证是常见病中的急症之一，涉及内、外、妇、儿、五官、骨伤、肛肠、皮肤、肿瘤等多种科目，多个病种。中医镇痛颇具特色，又富有优势。镇痛按性质、部位、病种进行分类论治，既符合临床实践，又有利于提高疗效，是中医镇痛的新思路、新观点、新方法。

（1）疼痛性质

隐痛——以虚证多见，分气虚和阴虚两类。气虚治当补益中焦脾气，兼顾血运。主药：生黄芪、炒白术、茯苓、陈皮、赤芍、白芍、当归。阴虚治当补益下焦肾水，兼滋营阴。主药：生地黄、黄精、山药、泽兰、川楝子、延胡索。

胀痛——以实证多见，分肝郁、痰浊、食阻 3 类。肝郁治宜疏肝开郁，主药：柴胡、香附、牡丹皮、石菖蒲、郁金、川芎、薄荷；痰浊治宜祛痰降浊，主药：竹茹、天竺黄、枳壳、茯苓、陈皮、全瓜蒌、丹参；食阻治宜消导畅中，主药：木香、焦三仙、生鸡内金、连翘、蒲公英、茯苓、陈皮、莱菔子。

刺痛——以瘀血多见，治当活血化瘀。主药：丹参、当归、赤芍、川芎、郁金、苏木、地龙、水蛭。

绞痛——除气滞血瘀外，还可经寒凝诱发，治除疏肝化瘀外，还应重温通散寒。主药：高良姜、炮姜、鹿角霜、桂枝、乌药、细辛、制川乌、制草乌。

（2）疼痛部位

头痛——分风邪、肝阳、痰蒙、气虚 4 类。风寒治当祛风散寒，主药：防风、荆芥穗、川芎、白芷、桂枝、白芍、细辛；风热治当祛风清热，主药：连翘、白菊花、薄荷、蝉蜕、桑白皮、葛根。肝阳治当平肝潜阳，主药：天麻、白菊花、草决明、珍珠母、生石决明、生栀子、川楝子。痰蒙治当豁痰开窍，主药：胆南星、天竺黄、川芎、莱菔子、石菖蒲、郁金、枳壳、生薏苡仁、车前草。气虚治当升清降浊，主药：党参、黄精、升麻、当归、延胡索、葛根。

目痛——以肝火多见，治当清肝泻火。主药：夏枯草、生栀子、草决明、野菊花、制大黄、车前草。

齿痛——分胃火和肾虚两类。胃火治当清胃降火，主药：生石膏、知母、生薏苡仁、升麻、川牛膝。肾虚治当滋肾降火，主药：生地黄、黄柏、玄参、怀牛膝、牡丹皮、徐长卿。

咽喉痛——分风热和虚火两类。风热治当疏风清热，主药：连翘、金银花、蝉蜕、僵蚕、露蜂房、野菊花、苏梗。虚火治当滋阴降火，主药：生地黄、麦冬、黄连、肉桂、马勃。

胸胁痛——分胸痹和肝郁两类。胸痹治当温通胸阳，主药：生黄芪、桂枝、全瓜蒌、薤白、川芎、乌药；肝郁治当疏泄肝郁，主药：柴胡、香附、枳壳、赤芍、白芍、川楝子、延胡索、金钱草、牡丹皮。

脘腹痛——分寒积、气滞、痰食、中虚4类。寒积治当温通散寒，主药：高良姜、香附、乌药、木香、白豆蔻、小茴香、云南白药。气滞治当疏肝和胃，主药：柴胡、枳壳、炒橘核、青皮、川楝子、延胡索、当归、白芍。痰食治当消导通腑，主药：莱菔子、枳壳、焦三仙、制大黄、蒲公英、全瓜蒌、草决明。中虚治当补气健脾，主药：生黄芪、桂枝、白芍、炒白术、生杜仲、陈皮。

腰背痛——分肾虚和风湿两类。肾虚治当补肾通络，主药：鹿角霜、桂枝、生地黄、山药、鸡血藤、老鹳草、川续断、生杜仲、桑寄生。风湿治当祛湿通络，主药：生薏苡仁、地龙、防风、防己、陈皮、鸡血藤、伸筋草、豨莶草、木瓜。

四肢痛——又称痹痛，参见关节炎诊治。

(3) 疼痛病种

炎症性——分8类。阑尾炎责之于湿热壅积，治当清利湿热、通腑导滞，主药：生薏苡仁、牡丹皮、制大黄、红藤、赤芍、蒲公英、川楝子、延胡索。胰腺炎责之于气滞湿热，治当疏泄清利，主药：柴胡、枳壳、香附、木香、丹参、生薏苡仁、牡丹皮、陈皮、白花蛇舌草。胆囊炎责之于胆气不通，以利胆为主，主药：茵陈、泽泻、金钱草、黄柏、生栀子、姜黄、郁金、车前草。胃炎责之于中焦虚寒，治当健脾温中，主药：生黄芪、桂枝、炒白术、茯苓、高良姜、香附、白芍、蒲公英。胸膜炎责之于肝阴不足，脉络失和，治当柔肝和血，主药：当归、白芍、葶苈子、薄荷、丹参。腹膜炎责之于寒气凝结，气机受阻，治当温通散寒，主药：桂枝、木香、乌药、炒白术、干姜、生黄芪、大腹皮。盆腔炎责之于胞宫虚寒，治当补虚暖宫，主药：炮姜、桂枝、党参、当归、艾叶、蛇床子、淫羊藿、鸡血藤、伸筋草。心肌炎责之于痰浊痹阻，治当豁痰通痹，主药：党参、丹参、苦参、全瓜蒌、薤白、石韦、石菖蒲、郁金。

神经性——分三叉神经、肋间神经、坐骨神经3类。三叉神经痛责之于风袭阳明，治当祛风通络，主药：白芷、葛根、僵蚕、延胡索、薄荷、红花。肋间神经痛责之于痰阻胁络，治当祛痰通络，主药：苏木、姜黄、莱菔子、全瓜蒌、炒橘核、丹参、郁金、三七粉。坐骨神经痛责之于寒湿阻络，治当温中通络，主药：制川乌、制草乌、桂枝、生薏苡仁、地龙、鸡血藤、老鹳草、川续断、木瓜、汉防己。

外伤性——分扭伤、劳损、脱出3类。扭伤责之于瘀血内停，治当活血化瘀，主药：红花、赤芍、云南白药、川续断、川牛膝、陈皮、鸡血藤、路路通、生栀子。劳损责之于肾虚阳衰，治当补肾温阳，主药：蛇床子、女贞子、补骨脂、狗脊、生杜仲、桑寄生、鹿角霜、桂枝、川续断。脱出责之于肾虚血瘀，治当补肾活血，主药：补骨脂、鹿角霜、生地黄、菟丝子、丹参、桃仁、老鹳草、川续断、地龙、三七粉。

占位性——分结石、增生、肿瘤3类。胆结石责之于胆汁瘀阻，治当利胆化瘀，主药：金钱草、泽泻、车前草、郁金、生鸡内金、川楝子、丹参。泌尿系结石责之于湿热下注，治当清利湿热，主药：炒苍术、生薏苡仁、黄柏、川牛膝、金钱草、王不留行、白花蛇舌草、海金沙、泽兰、桑白皮。骨质增生责之于肾亏，治当调补阴阳，主药：蛇床子、补骨脂、女贞子、白芍、威灵仙、木瓜、川续断。肿瘤责之于气滞瘀毒，治当疏导解毒，主药：丹参、白花蛇舌草、山豆根、蒲公英、郁金、柴胡、桃仁、红花、三七粉。

治疗痛证是中医的一个优势，止痛效果非常好。当然痛证要归类，我提出3个新。第一，根据病证的性质分为隐痛、胀痛、刺痛、绞痛4类。隐痛以虚为主，胀痛以气滞为主，刺痛、绞痛以血瘀为主。治疗隐痛的药，主要是生黄芪；治疗胀痛的药，主要是柴胡；治疗刺痛的药，主要是红花。第二，根据部位来分，分为8个部位：头痛用天麻；目痛用草决明；齿痛用石膏；咽痛用露蜂房；胁痛用金钱草；脘腹痛用木香；腰背痛用狗脊；上肢痛用桑枝30g，下肢痛用木瓜15g。第三，根据疼痛的性质分为4类：炎症，神经，外伤，占位性包括良性肿瘤或恶性肿瘤。炎症疼痛，主要的药是生薏苡仁；神经痛，主要的药是石菖蒲、郁金；外伤痛，主要的药是三七和苏木，三七磨成粉用3~6g；占位性的疼痛，主要用山慈菇。当然，治疗疼痛还可以针药并用，针灸止痛非常有效。

8. 胃炎

胃炎以胃脘疼痛为主症。诊治胃炎，据舌脉和主症分辨虚寒、湿热、气滞、食积、瘀血 5 个证类。虚寒者投香砂六君子汤、良附丸，湿热者投温胆汤、三仁汤，气滞者投逍遥散、四逆散，食积者投保和丸、平胃散，瘀血者投桃红四物汤、膈下逐瘀汤。

治疗胃炎，总以调理气机、健脾和胃为大法，以柴胡、香附、扁豆、木香、蒲公英为主药。随证加味：虚寒选加生黄芪、党参、白术、桂枝、生白芍、高良姜；湿热选加竹茹、黄芩、黄连、连翘、生薏苡仁；气滞选加川楝子、枳壳、青皮、石菖蒲、郁金；食积选加莱菔子、焦三仙、生鸡内金、炒苍术、茯苓、陈皮；瘀血选加丹参、川芎、红花、桃仁、赤芍。

治疗胃炎特别要注意退苔腻，这是取效的关键，可以 4 步序贯：第 1 步三竹换用，竹茹、天竺黄、竹沥；第 2 步加利湿的茵陈、泽泻；第 3 步加散结的海藻、昆布；第 4 步加软坚的生龙骨、生牡蛎、海蛤壳。

萎缩性胃炎是慢性胃炎的一种，常常寒热错杂，气血不畅，夹浊阻络，久治难愈，甚至癌变，可投自拟的"蛇蜂汤"有效。蛇蜕 5g 入肝祛风，解毒定惊，露蜂房 10g 入肝祛风，解毒止痛，为主药；辅以活血调气而止痛的丹参、延胡索，清热渗湿而排毒的生薏苡仁、茯苓、天花粉、蒲公英，温中行气而止痛的荜澄茄，酸涩生津，和胃止痛的乌梅，祛瘀生新，补阴利尿的血余炭，辛温祛风，解毒止痛的白芷。共 12 味药合成温中祛风，和胃解毒，调畅气血，寒热兼施之剂，但应用时过敏体质者慎之。

治疗胃炎的关键是调理气机。胃炎有个特点，发怒生气后加重，所有的胃炎不管浅表性胃炎、肥厚性胃炎、萎缩性胃炎均和情绪有很大关系，这也是木和土的关系，因此治疗胃炎的巧治就是要调气。这 5 味主药（柴胡、香附、白扁豆、木香、蒲公英），柴胡、香附治肝，白扁豆、木香治胃，肝气容易化火，所以加蒲公英，蒲公英既健胃又消幽门螺杆菌。当然临床要辨证论治，属虚寒的选用 6 味药（生黄芪、党参、炒白术、桂枝、白芍、高良姜），属湿热的选用 5 味药（竹茹、黄芩、黄连、连翘、生薏苡仁），治虚寒里面最主要的药是生黄芪和高良姜，治湿热里面最主要的药是连翘和生薏苡仁。还要理气、逐瘀化痰，理气最主要的药是郁金，化瘀最主要的药是丹参。还要注意胃炎和食积的关系，加几味药（莱菔子、焦三仙、生鸡内金、炒苍术、茯苓、陈皮），里面主要的药就是莱菔子和生鸡内金，鸡内金就是酵母素，要生用，怕热，可以把鸡内金磨成粉冲服，效果更好。治疗胃炎，就用蒲公英、莱菔子、生鸡内金，按 1：2：2 比例，莱菔子、生鸡内金各 2 份，蒲公英 1 份，磨成粉，装在胶囊里，每日 3 次口服，每次 3g。

9. 肝炎

中医学认为"肝炎"系湿热为患。大多数从湿热论治，投"茵陈蒿汤"。殊不知，肝炎的证类绝非单一的"湿热证"，有的夹痰瘀，有的脾胃失健，有的肾亏失调，故诊治肝炎不可只顾湿热，只有辨证论治方可获效。

痰瘀互结证，治宜祛痰化瘀，清利湿热，用血府逐瘀汤合温胆汤；脾胃失健证，治宜健脾和胃，清利湿热，用香砂六君子汤；肾亏失调证，治宜调肾阴阳，清利湿热，用杞菊地黄汤。

肝炎诊治，急性期虽以清利湿热为主，但不要疏忽痰瘀互结的存在。清利湿热重用茵陈、板蓝根、黄柏、生薏苡仁、车前草，祛痰主药是莱菔子、竹茹，化瘀宜投丹参、桃仁。慢性期湿热已非主要，出现脾肾之虚，要重视扶正，健脾调肾，健脾用生黄芪、白术、白扁豆、仙鹤草，调肾用枸杞子、女贞子、生地黄、蛇床子、补骨脂、生杜仲、桑寄生，当然也要辅以清热利湿。肝炎诊治的这套新思路，对各类肝炎，特别是乙肝转阴常获良效。

肝炎也是个常见病。传统的治疗是清湿热，用"茵陈蒿"汤，有的肝炎按照湿热治疗有效，但有的肝炎按湿热治疗无效。我介绍 3 种新的治法：第一，还是祛痰化瘀，与常规治疗不一样，苔腻的肝炎用湿热治疗效果不好，就要考虑祛痰化瘀，以 4 味药为主，祛痰的莱菔子和竹茹，化瘀的丹参和桃仁。第二，健脾和胃，这完全是虚证，不是湿热，是脾虚，舌苔是薄的，要用健脾和胃的办法，用 4 味主药（生黄芪、白术、白扁豆、仙鹤草），尤其是用仙鹤草治疗肝炎，一般内科大夫想不到，事实上这是一味很好的补气药，也是味健脾药。第三，从调肾阴阳来治疗肝炎，完全肾亏，没有实证，脾也不虚，就用杞菊地黄汤。所以，肝炎的治疗绝对不要守着一个湿热。当然肝炎也可以清热利湿，但用药要改变，加生薏苡仁 10g 和板蓝根 30g，一个增强利湿作用，一个增强清热作用，尤其要加车前草 30g，给湿热以出路。

10. 肾炎

大凡肾炎之治，框于"健脾温肾"之中，大多投"肾气丸""真武汤"之类。殊不知，肾炎的中医证类绝非单纯的"脾肾阳虚"，在急性期"风水束肺"有之，在慢性期"湿热下注"更有之。故肾炎之治不能单纯健脾温肾。

风水束肺证——治当宣肺利尿，用越婢加术汤。宣肺：桔梗、白菊花、蝉蜕、桑白皮、葶苈子。利尿：车前草、白术、泽泻、冬瓜皮、茯苓。升降：川芎、牛膝。

湿热下注证——治当清利湿热，用滋肾通关合四妙丸。清热：知母、黄柏、肉桂、白花蛇舌草。利湿：生薏苡仁、泽泻、泽兰、白术、车前草。

治疗肾炎还应配用利尿解毒和活血化瘀，可以增效。利尿解毒选用车前草、白花蛇舌草、生薏苡仁、茯苓、冬瓜皮、桑白皮、海藻，活血化瘀选用丹参、益母草、王不留行、川芎、地龙、泽兰、生山楂、三七粉。

肾炎的治疗，传统的方法健脾温肾，用"金匮肾气汤""越婢汤""真武汤"，这是治疗肾炎的有效方。但肾炎还要注意其他两个证类：一个证类是风水束肺，表现为头面部水肿，血压高，尿蛋白阳性，这时只用健脾、温肾效果就差，一定要想到宣肺利尿，也就是解毒利尿，常用的方子是越婢汤，或越婢加术汤，加白术，但注意麻黄这味药，麻黄能宣肺、利尿，但对高血压不利，用了麻黄虽然能消头面部水肿、消小便的蛋白，但血压会越来越高，这就是麻黄的副作用——升高血压，所以这时宣肺药不用麻黄，而是改成桔梗或蝉蜕、桑白皮。另外一个证类更多见，就是肾炎湿热下注，患者苔腻，这时候如果健脾补肾或者温肾，非但没有效，还会有副作用，会把湿热困在里面，所以一定要用清热利湿，用四妙丸加茵陈。当然还要加上利尿解毒的药，主要用白花蛇舌草和蒲公英；也可以加活血化瘀的药，主要的药就是王不留行和益母草。

11. 结肠炎

结肠炎经久难治，口服药难达病所，是临床治疗的难题。采用辨证中药保留灌肠，则可取效。辨证分脾虚、湿热两类。

脾虚证——异功散加减。人参3g，白术15g，茯苓15g，陈皮15g，生杜仲15g，白芍15g，仙鹤草15g，木香10g，葛根15g，生地榆30g，乌梅15g。

湿热证——葛根芩连汤加减。葛根30g，黄连15g，黄芩10g，木香10g，生薏苡仁15g，生地榆30g，马齿苋30g，蒲公英15g，苦参30g，川楝子10g，延胡索10g，白扁豆15g。

以上两方浓煎2次，取汁200mL，每晚灌肠1次，每次100mL，肛管插到15cm处，保留1小时以上，保留时间越长效果越好。10次为1个疗程。

人体吸收营养的部位就在结肠，它发炎，影响吸收，抵抗力就下降。对结肠炎辨证治疗，用灌肠的办法，不通过胃，直接插肛管，插15cm就到结肠部位，灌进中药100mL，保留1小时以上，晚上灌，白天排，效果更好，保留时间越长越好。结肠炎中医辨证分两类：一类脾虚，一类湿热。辨脾虚和湿热，体征作为参考，舌诊一锤定音，舌苔薄的，就属于虚证，用异功散加减，里面起主要作用的药是葛根，用葛根和乌梅，葛根是治疗腹泻非常有效的一味药。实证就责之于湿热，用黄芩、黄连、生薏苡仁清热利湿，马齿苋也是治疗湿热腹泻的一味特效药，用 30g，又用了苦参、地榆、蒲公英，这里有些药苦寒伤胃，但是不怕，因为是灌肠，没通过胃，而且药量也可以加大，非常有效。

12. 关节炎

"痹"者闭也，因气血运行不畅引发筋骨、肌肉、关节处的酸重麻木，涉及颈项痛、腰背痛、肩痛、肘痛、手痛、膝痛、足痛、身痛各部，包括风湿性关节炎、类风湿关节炎及肌肉风湿症，中医统称痹证。痹证可分 5 类诊治。

痛痹——散寒活络，用附子细辛汤。药物：制川乌、制草乌、鹿角霜、桂枝、细辛、赤芍、白芍、威灵仙，伸筋草、五加皮、丹参、云南白药。

湿痹——利湿活络，用茵陈四逆散。药物：茵陈、柴胡、枳壳、生薏苡仁、防己、木瓜、赤芍、白芍、路路通、海桐皮、豨莶草。

热痹——清热活络，用苍术白虎汤。药物：炒苍术、生石膏、知母、生薏苡仁、忍冬藤、车前草、地龙、黄柏、秦艽、络石藤。

瘀痹——化瘀和络，用活络效灵丹。药物：丹参、当归、红花、苏木、片姜黄、川芎、乳香、没药、郁金、三七粉、水蛭粉。

久痹——补虚活络，用独活寄生汤。药物：生黄芪、当归、生杜仲、桑寄生、鸡血藤、桂枝、白芍、天麻、川续断、老鹳草。

痹证还宜随症加味：

止痛——选加木瓜、延胡索、牡丹皮、松节、寻骨风、徐长卿、蚕沙、五灵脂。

除麻——选加泽兰、海风藤、丝瓜络、路路通、土鳖虫、赤芍、陈皮。

退热——选加青蒿、地骨皮、银柴胡、白菊花、竹叶、白薇、秦艽、车前草。

降血沉——选加忍冬藤、车前草、黄柏、生薏苡仁、秦艽、川牛膝、鸡血藤、生黄芪、苍术、防己。

降抗"O"——选加金银花、连翘、生甘草、马勃、玉蝴蝶、蝉蜕、板蓝根、僵蚕。

痹证还要善用引经药：

颈椎——葛根、升麻。

胸腰椎——狗脊、川续断。

上肢——桑枝、羌活。

下肢——牛膝、独活。

足跟——骨碎补、鹿角霜。

关节炎很多见，所谓的痹证，《黄帝内经》言风寒湿三气杂至，合而为痹，成了痹证。痹证要分5个证类。

第一，寒痹。以寒为主，疼痛为主，大多发生在北方地区，在寒冷冬天发病。用6味药：制川乌、制草乌，均用10g，先煎半小时，加上鹿角霜、桂枝、威灵仙、仙鹤草，以这6味药为主，再随症加减。

第二，湿痹。以湿为主，特点不是痛，是酸胀沉麻板，另外一个特点是睡一觉加重，因为经脉里的湿气不流通了，早晨起来稍微活动一下，湿气流通了，症状减轻，再加上舌苔腻，就是湿痹。用特殊的方子，叫茵陈四逆散，方中主要的药是茵陈、柴胡、生薏苡仁，加上木瓜和防己，以这5味药为主药，再随症加减。

第三，热痹。以关节红肿热痛为特征，当然没有感染，不化脓，用苍术白虎汤。主要的药：生石膏，一定要注意写生石膏，要先煎。加知母，粳米改成薏苡仁，方中的关键药要加忍冬藤清热止痛，用量要大，用30g。忍冬藤非但治热痹，还有一个功能是明显降血沉，痹证、肺结核、癌症的患者血沉快，就可以考虑用忍冬藤30g，忍冬藤有点儿苦寒，但绝对不会伤胃，是味好药，可以治热痹。治疗热痹还可以把汤药煎2遍喝，再加薄荷煎1遍，用旧毛巾蘸药汤，待药液凉一点儿，敷热痹的部位，对红肿热痛很有好处，能增加疗效。

第四，瘀痹。以血瘀为主，要活血化瘀，主要的药是苏木，苏木能活血又能止痛，如果和鸡血藤一起用，效果就更好，因为鸡血藤能活血又能养血，防止活血太过伤正。

第五，久痹。久痹也就是虚痹，久痹属虚，用独活寄生汤，但一定要加当归补血汤。独活寄生汤从肾来治，用独活、桑寄生、生杜仲，因肾脾相关，脾为气血生化之源，所以还要加当归补血汤，脾肾同治。同时，治疗虚痹的关键药是天麻。

痹证分5类，找其偏重，能提高疗效。另外，治疗关节炎一定要随症加味：止痛，用蚕沙、五灵脂，这是两个粪便药，要包煎，有很好的止痛作用，还可以用三七粉；除麻，用鸡血藤和地龙；退热，用青蒿和银柴胡；降血沉，用忍冬藤30g和川牛膝15g；降抗"O"用3味药，连翘、金银花、生甘草。

痹证一定要引经，引经药能增强疗效：颈椎用葛根或威灵仙，要注意威灵仙伤胃，用威灵仙必须让患者饭后半小时服；胸腰椎用补骨脂或狗脊；上肢用桑枝30g，或者羌活；下肢用木瓜或独活；脚跟用鸡血藤或伸筋草，如果寒痹还可以加鹿角霜。

另外，治疗关节炎需内服和外敷同时进行以提高疗效，汤药煮 2 遍喝，第 3 遍加薄荷（热痹）或川椒（其他痹）煎，用旧毛巾蘸汤药敷痹证的部位，还可以加上离子导入，能增加疗效。骨质增生也可以用这个方法来治疗。

13. 泌尿系感染

泌尿系感染属热淋，多见湿热下注，其治有 3 要。

一要清泄——用三妙丸，黄柏清热，炒苍术燥湿，川牛膝下导。

二要分利——通过二便而利湿热。利尿，用竹叶、生薏苡仁、车前草、瞿麦、萹蓄、白花蛇舌草；润肠，用草决明、桃仁、白菊花、全当归、莱菔子、生栀子。

三要扶正——选加 1 味，生黄芪、白扁豆、仙鹤草、黄精、枸杞子。

泌尿系感染一定要按照湿热下注来治。方中关键是用川牛膝，下导引经，把清热利湿的药都引到下部。另外还要分利，湿热也是实邪，分利就是利尿和润肠，利尿药里主要的是瞿麦和萹蓄，是非常关键的药，尽量不用木通；润肠主要用桃仁。清热利湿时千万不要一味关注湿热，要注意扶正，加不加补气药对于清热利湿疗效大不相同，扶正药里尤其是白扁豆，既能利湿又能扶正，对泌尿系感染比较切合。

14. 月经病

月经病的巧治有二：四大治法和分期论治。

（1）四大治法

必先理气——"调经而不理气，非其治也"。理气有行气、破气、补气之分。

行气多选用柴胡、香附、木香、乌药、佛手、陈皮、炒橘核。

破气多选用青皮、枳壳、大腹皮、川厚朴、沉香。

补气多选用生黄芪、党参、白术、黄精、仙鹤草、太子参、山药、扁豆衣。

调养脾胃——"脾气一旺，胃气自兴，新血化生，月经自调"。调养脾胃有健脾和醒脾二法。

健脾多选用党参、白术、茯苓、白扁豆、干姜。

醒脾多选用木香、砂仁、生鸡内金、山楂、神曲。

固本培精——"肾气为天癸之本"。固本培精有滋阴和填精二法。

滋阴多选用生地黄、枸杞子、女贞子、黄精、玄参、何首乌。

填精多选用阿胶、龟甲、鳖甲、紫河车粉。

兼养心血——"妇人百病，皆自心生"。兼养心血有补气、养心、宁神三法。

补气多选用莲子肉、茯苓、山药、生黄芪、仙鹤草。

养心多选用炒酸枣仁、远志、大枣、龙眼肉、柏子仁、当归、桑椹、鸡血藤。

宁神多选用琥珀、川芎、首乌藤、五味子、生龙骨、生牡蛎、灵磁石。

（2）分期论治

经前调气——①肝郁疏肝，方用丹栀逍遥散，药选柴胡、白术、赤芍、白芍、当归、鸡血藤、石菖蒲、郁金、益母草、蒲公英、川楝子、牡丹皮、生栀子；再选加调整内分泌的泽兰、茜草、龟甲、鳖甲、川续断、女贞子。②宫寒暖宫，方用温经汤，药选党参、阿胶、当归、白芍、桂枝、炮姜、炒橘核、乌药；再选加调整内分泌的枸杞子、菟丝子、淫羊藿、紫河车粉、鹿角霜、补骨脂。

经期调血——"三则""四类""五加味"。三个治则：问量定向（量多补摄，量少通利）；问凉定性（寒者温之，热者凉之）；必须调肝（宜加香附、柴胡、炒橘核）。四类举例：①量多腹凉（胶艾四物汤）：生地黄、当归、白芍、阿胶珠、艾叶炭、肉桂炭、生黄芪、党参、炒橘核、赤石脂、荆芥炭、生牡蛎。②量多腹不凉（栀芩四物汤）：生栀子、黄芩炭、生地黄、当归、茜草、地榆、海螵蛸、薄荷炭、藕节炭、乌梅炭、香附。③量少腹凉（八珍汤）：生黄芪、当归、党参、桂枝、川芎、川牛膝、鸡血藤、炮姜、柴胡、云南白药。④量少腹不凉（桃红四物汤）：生地黄、当归尾、赤芍、川芎、桃仁、红花、泽兰、益母草、香附、地龙。五个加味：①腹痛，选加延胡索、郁金、蚕沙、五灵脂、川楝子。②便溏，选加生龙骨、生牡蛎、白术、山药、葛根、禹余粮、补骨脂、金樱子、五倍子、白扁豆。③浮肿，选加防风、防己、桑白皮、泽泻、冬瓜皮、茯苓、车前草。④腰酸，选加鸡血藤、老鹳草、狗脊、生杜仲、桑寄生、川续断。⑤不孕，选加枸杞子、女贞子、蛇床子、金樱子、菟丝子、川楝子、龟甲、黄柏。

平时调肾——交替服用两组丸药。

通用：乌鸡白凤丸、八珍益母丸、六味地黄丸、杞菊地黄丸。

偏寒：配艾附暖宫丸、女金丹。偏热：配加味逍遥丸、得生丹。

调治月经病，首先确定 4 个治则：第一，必先理气，用柴胡和香附；第二，要调养脾胃，用白扁豆和蒲公英；第三，要固本培精，用蛇床子和补骨脂；第四，兼养心血，用生地黄和当归。这 4 个治则是总的原则，还要分期论治。许多女性来月经以前有头痛、心烦、胁胀、乳房胀痛，这个阶段一直到来月经的那一天，叫经前期，治重调气，分两类：一类疏肝，用丹栀逍遥散；二类暖宫，用艾附暖宫丸，一直吃到来月经。来月经便是经期，要调血，有 3 个治则、4 个例子、5 个加味。月经结束到下一次周期前有反应，这一段就叫平时调肾，两组丸药交替使用。

月经病，不管是月经前期、后期、不定期，都要抓住经量多少、是否痛和凉，以及白带，抓住这 3 个环节，治疗所有的月经病都会提高疗效。

月经量多用生黄芪和茜草；月经量少用泽兰和红花；腹痛用鸡血藤和香附，当然痛得很厉害用蚕沙和五灵脂；腹凉用艾叶炭和乌药，凉得很厉害就加鹿角霜。

15. 带下病

止带先辨虚实：实者多见湿热下注，其治清热利湿，燥湿选用炒苍术、黄柏、茯苓、椿根皮，渗湿选用生薏苡仁、车前草、萆薢、桑白皮、白鲜皮、泽泻、白花蛇舌草；虚者多见脾虚下陷，其治健脾举陷，健脾选用党参、白术、山药、白扁豆、茯苓、生薏苡仁，举陷选用升麻炭、荆芥炭、竹柴胡、蝉蜕、生黄芪。

止带要抓住风、寒、湿三邪。散风用炒苍耳子（现用葶苈子代），祛寒用蛇床子，化湿用地肤子。久带宜涩，选用海螵蛸、煅龙骨、煅牡蛎、补骨脂、芡实、金樱子、莲子肉、银杏。

带下病分色论治可以增效：白带属脾虚偏湿，治重化湿，以山药、生薏苡仁、白扁豆为主；黄带湿热化火，治重泻火，以黄柏、生栀子、制大黄为主；赤带热甚入血，治重凉血，以牡丹皮、茜草、水牛角粉为主；黑带阴虚内热，治重滋肾，以生地黄、女贞子、知母为主。

调经必须治带，带和经是有联系的，月经病会有带下，带下不好，肯定月经不好。治带下病要分清虚实，虚带责之于脾虚，宜健脾；实带责之于湿热，宜清热利湿。治带下病还要注意风、寒、湿 3 个病因，要祛风、散寒、利湿。另外一定要分色论治，能提高疗效。至少分 4 个颜色：白色的关键药是白扁豆；黄色的关键药是萆薢；红色赤色的关键药是生栀子；黑色的关键药是菟丝子。治带下病离不开 3 个子：蛇床子、地肤子、葶苈子，不管虚实，治带下病用这 3 味药能提高疗效。

16. 不孕

女子不孕要调经止带，可用 4 法调治。

调肾法——药用蛇床子、金樱子、菟丝子、枸杞子、川楝子、五味子、车前子、补骨脂、女贞子。

和营法——药用桂枝、白芍、生地黄、当归、鸡血藤、伸筋草、川续断、泽兰、香附。

开郁法——药用柴胡、橘叶、蒲公英、石菖蒲、郁金、夏枯草、红花、山慈菇。

祛痰法——药用竹茹、枳壳、茯苓、陈皮、炒苍术、蛇床子、泽兰、莱菔子、丹参、全瓜蒌。

不孕，用4个办法来调治。第1个治法是调肾，这是根本大法。不孕的原因和肾的关系特别密切，用5味药（蛇床子、菟丝子、女贞子、枸杞子、川楝子）调肾，其中用川楝子是利用肝肾的关系，其他4味药都是调肾阴阳，川楝子入肝又理气，肝和肾密不可分，所以加1味调肝的药，就用川楝子。第2个治法是和营，患者不孕，主要症状是背部发凉或冒风，用5味药（桂枝、芍药、鸡血藤、伸筋草、当归）和营。第3个治法是开郁。生气影响怀孕，用5味药（柴胡、石菖蒲、郁金、红花、山慈菇）开郁，因忧郁和气血运行失常有关，所以开郁主要用理气活血药。同时，开郁一定要加上意疗。第4个治法是祛痰，胖的女性不孕要祛痰，当然这个痰是广义的痰，里面主要的药一个是莱菔子，另一个是丹参。不孕，根据不同的类型，选用这4个办法。

17. 不育

男子不育治重调肾阴阳，以杞菊地黄汤为主方，用枸杞子、野菊花、生地黄、黄精，还应"阳中求阴"，选加淫羊藿、蛇床子、菟丝子、补骨脂、肉苁蓉。还要辅助5法。

健脾——培土益肾法，主方四君子汤，药用党参、白术、生黄芪、茯苓、仙鹤草。

清心——交通心肾法，主方交泰丸，药用黄连、肉桂、炒酸枣仁、柏子仁、远志、首乌藤。

润肺——清金滋水法，主方百合固金汤，药用百合、北沙参、紫菀、麦冬、白菊花、桑白皮。

清胆——降火滋阴法，主方知柏地黄汤，药用知母、黄柏、牡丹皮、生栀子、龟甲。

利湿——清利湿热法，主方八正散，药用萆薢、土茯苓、制大黄、生薏苡仁、车前草。

要随症加味：

遗精——加知母、黄柏、莲子心、茯苓、炒酸枣仁、首乌藤、肉桂。

血精——加仙鹤草、生栀子、茜草、王不留行、生牡蛎、金银花炭。

精少——加蛇床子、菟丝子、补骨脂、川楝子、黄柏、龟甲、紫河车粉、泽泻、泽兰、灵芝。

尿疼——加土茯苓、萆薢、生甘草梢、白花蛇舌草。

阳痿——加炒苍术、生薏苡仁、黄柏、川牛膝、莱菔子、丹参、韭菜子。

早泄——加竹茹、枳壳、茯苓、陈皮、莱菔子、生牡蛎、生山楂。

不育，绝对不要一味壮阳，更不用温燥的药，要阳中求阴，用温润的药调肾阴阳。注意淫羊藿用5g，不要量大。还要利用脾肾的关系，在调肾阴阳以外，还要健脾，健脾药主要用仙鹤草；还要清心，心肾不交，肾水不足，心火亢盛，要交通心肾，这时交泰丸就要改成桂枝；还要联系到肺，肾阴不足的患者，肺阴也会不足，肺肾相关，要加润肺的药，主药是麦冬；加上清胆，清胆就是清相火，主药是知母、黄柏；当然许多不育的患者有湿，湿的指标最主要的就是阴囊潮湿，痒得厉害，症状轻的只见潮湿，一定要加利湿的药，主要用土茯苓和生薏苡仁。

18. 胎漏

胎漏即先兆流产，用补中益气汤化裁可定胎漏。

补中用人参（党参）、生黄芪、白术、白扁豆；升提用柴胡5g；补肾安胎用生地黄、川续断、狗脊、生杜仲、桑寄生；养血安胎用当归、阿胶珠；胎前宜清，用黄芩、蒲公英、黄连、连翘；仍有呕吐，用竹茹、苏梗；见红，用仙鹤草、生牡蛎、侧柏叶。

先兆流产，宜补中、升提，升提药用柴胡；还要补肾、养血。主要的药：生黄芪、狗脊、当归、柴胡。保胎药中这4味药必用。"胎前宜清，产后宜温"，所以要加清热药，主要用黄芩。假如出血了，要止血，主要用仙鹤草和生侧柏叶。

19. 更年期综合征

更年期综合征属中医的脏躁和百合病，可以按5个证类论治。

肝郁化火——清肝泻火，方用丹栀逍遥散。药用：生栀子、牡丹皮、夏枯草、制大黄、薄荷、当归、白芍、柴胡、茯苓、川楝子。

阴虚火旺——滋阴降火，方用知柏地黄汤。药用：知母、黄柏、生地黄、野菊花、泽泻、牡丹皮、肉桂、川牛膝、白花蛇舌草、草决明。

营卫不和——调和营卫，方用桂枝加龙牡汤。药用：桂枝、白芍、生龙骨、生牡蛎、百合、葛根、浮小麦、桑白皮、鸡血藤、生黄芪、白术、防风。

痰湿中阻——豁痰利湿，方用温胆汤。药用：竹茹、枳壳、茯苓、陈皮、生牡蛎、蒲公英、莱菔子、丹参、全瓜蒌、草决明、车前草。

瘀血阻宫——活血调经，方用少腹逐瘀汤。药用：当归、赤芍、川芎、丹参、牡丹皮、香附、益母草、红花、木香、炒橘核、鸡血藤。

还有两个辅助：调整大脑皮层中枢，选加石菖蒲、郁金；调整内分泌功能，选加蛇床子、女贞子、菟丝子、川续断、补骨脂、肉苁蓉、龟甲、泽兰。

第1类，更年期综合征最常见的是肝郁，首先要开郁，主要的药有牡丹皮、生栀子、柴胡；第2类，阴虚火旺，表现为手脚心发热，五心烦热，用知母、黄柏、生地黄；第3类，营卫不和，用桂枝加龙牡汤；第4类，痰湿中阻，既有痰浊又有湿饮，用竹茹、枳壳、蒲公英；第5类，瘀血阻宫，用当归、赤芍、丹参。2个辅助：一定要调整大脑皮层中枢，用石菖蒲、郁金；要调整内分泌功能，用蛇床子、川续断、泽兰。更年期综合征按照5类2个辅助来巧治有明显疗效。当然，更年期综合征还要解除患者的思想负担，作为意疗。

20. 乳腺增生

治疗乳腺增生应注重调肾活络。调肾用枸杞子、女贞子、蛇床子、补骨脂；活络用丹参、炒橘核、泽兰、路路通；还应加两味散结特效药，即山慈菇和蒲公英。痛重，选加川楝子、延胡索、三七粉；经期，选加生地黄、当归、赤芍、白芍；苔腻，选加石菖蒲、郁金、全瓜蒌；虚证，选加生杜仲、桑寄生、肉苁蓉。

这也是个巧治，如果治疗乳腺增生只是软坚散结、活血化瘀，效果不好，巧治要回到调肾活络上来。调肾，调肾阴阳，用枸杞子、女贞子、蛇床子、补骨脂、菟丝子；活络，用炒橘核、泽兰、路路通、丹参。生橘核破气，炒橘核不破气，用30g。活络的药主要是泽兰，以泽兰为主，配上炒橘核，行气活血。另外还要加两味特殊的药：一味山慈菇，一味蒲公英。

21. 癌瘤

癌瘤难治，但并非不治，其巧治归结为"先开胃口，后调阴阳"。治疗肿瘤如果一味清热解毒、以毒攻毒、软坚散结、活血化瘀效果不好，要先开胃口再调肾阴阳，这样来增强免疫力，延长生命，减轻痛苦，提高生命质量。开胃口视舌苔而论，苔腻用温胆汤，苔薄用养胃汤；调肾阴阳投杞菊地黄汤化裁，再佐阳中求阴，加一点儿温润的药，千万不要加温燥的药。要加抗癌的药，一定加既能抗癌又能健胃的药，伤胃的苦寒药尽量不用，蒲公英、连翘、黄柏、板蓝根、金钱草、白花蛇舌草这6味药药理研究证实能抗癌，且不伤胃，所以用量可以加大，蒲公英、连翘、黄柏可用 15g，板蓝根、金钱草、白花蛇舌草可用到 50～60g。所以先开胃口、后调阴阳是治疗癌症的一个新的巧治。同时注意，癌症与患者的情绪、饮食都有关系，要嘱咐患者放松心情，注意饮食，预防感冒，疗效才能提高。

家传的 1 首癌瘤通用方——加味西黄丸，其中贵重药：麝香、牛黄、西洋参、三七、羚羊、海马、熊胆、灵芝、冬虫夏草、琥珀，麝香用 5～10g，牛黄用 5～10g；一般药：生黄芪、当归、生杜仲、桑寄生、茯苓、生薏苡仁、山药、仙鹤草、丹参、焦三仙、生鸡内金、制乳香、制没药、白花蛇舌草、葛根、蒲公英。

酌加药：

肝癌——加醋鳖甲、川楝子、苦参、薄荷、莪术。

胃癌——加白术、白扁豆、香附、高良姜、生牡蛎。

食道癌——加生赭石、全瓜蒌、川牛膝、山慈菇、莱菔子。

肠癌——加生地榆、马齿苋、苦参、生黄芪、当归。

肺癌——加芦根、鱼腥草、桔梗、北沙参、莱菔子、葶苈子、紫菀、川贝母。

乳腺癌——加山慈菇、穿山甲、炒橘核、夏枯草、浙贝母。

贵重药单独研末，一般药和酌加药共研细末，两者和匀，装入 1 号胶囊，每日 2 次，每次 10 粒。

22. 血证

见血不可单纯止血，更不能一味投炭。一般寒象多虚证，可投益气收涩之品，如选生黄芪、参类、当归、阿胶、仙鹤草、赤石脂、伏龙肝、乌梅炭、海螵蛸；热象多实证，可投凉血生新之品，如选生地黄、牡丹皮、赤芍、侧柏叶、茜草炭、旱莲草、生栀子、白茅根、大黄炭、小蓟、丹参、血余炭、花蕊石、三七粉。

咯血——外邪犯肺，佐清肺祛风，药用桑叶、白菊花、金银花、连翘、橘红、杏仁、炙枇杷叶、防风炭；久咳伤阴，佐润肺敛阴，药用百合、麦冬、北沙参、白芍、贝母、五味子、生牡蛎、白薇；木火刑金，佐清肺泻肝，药用黛蛤散、生栀子、黄芩炭、地骨皮、白茅根、藕节炭；止血先止咳，用川贝母、三七、花蕊石、海蛤壳；肺热移肠，佐润肠清肺，药用全瓜蒌、草决明、大黄炭、莱菔子、桃仁、白菊花、全当归。

吐血——胃热气逆，佐泻胃降逆，药用大黄炭、黄连、生石膏、生赭石、竹茹、焦三仙、陈皮炭；肝火犯胃，佐清肝，药用龙胆草、夏枯草、牡丹皮、生栀子、黄芩炭；阴虚胃热，佐滋肾，药用生地黄炭、天冬、怀牛膝、女贞子、旱莲草、枸杞子；痰湿食阻，佐祛痰消导，药用茯苓、木香、莱菔子、生鸡内金、连翘、焦三仙、生龙骨、生牡蛎、海蛤壳；止血先止吐，佐止吐，药用竹茹、陈皮、伏龙肝、生赭石、姜半夏。

鼻衄——鼻为肺窍，佐清肺，药用桑白皮、黄芩炭、金银花炭、炙枇杷叶、沙参、玄参、阿胶；肺合大肠，佐通腑，药用全瓜蒌、大黄炭、枳壳、桃仁、莱菔子、草决明、白菊花、全当归；肝火迫血，佐泻肝，药用龙胆草、生栀子、野菊花、牡丹皮、夏枯草。

齿衄——齿属胃络，佐清胃，药用生石膏、知母、黄连、白茅根、天花粉、石斛；齿为骨余，佐滋肾，药用黄柏、知母、生地黄炭、麦冬、山药、牡丹皮、泽泻、枸杞子、女贞子。

舌衄——舌为心苗，佐导赤，药用竹叶、车前草、连翘、知母、黄柏、肉桂、白茅根、小蓟；瘀血阻络，药用丹参、蒲黄炭、血余炭、生栀子、三七粉。

肌衄——脾主四肢肌肉，佐健脾，药用生黄芪、参类、茯苓、当归（气血关系）、银柴胡、青皮炭（土木关系）、阿胶珠、地骨皮、知母（肺脾关系）、制附片、白术、伏龙肝（火土关系）；心主血脉，佐养心化瘀，药用生地黄炭、当归、赤芍、白芍、川芎、三七、炒酸枣仁、茯苓、麦冬、仙鹤草、琥珀粉。

尿血——心热移肠，佐清心导赤，药用竹叶、小蓟、车前草、生地黄、六一散、琥珀；膀胱湿热，佐清利湿热，药用连翘、赤小豆、泽泻、生薏苡仁、炒苍术、茵陈、黄柏、川牛膝；心肾不交，佐交通心肾，药用黄连、肉桂、知母、黄柏、生地黄炭、旱莲草；气化失司，佐温肾固涩，药用菟丝子、杜仲炭、金樱子、生龙骨、生牡蛎、赤石脂、肉桂炭。

便血——大肠湿热，佐清肠导湿，药用地榆、葛根、木香、黄芩炭、黄柏、生薏苡仁、炒苍术、苦参、金银花炭；阳虚气陷，佐温阳升提，药用伏龙肝、附片、白术、阿胶、白芍、升麻炭、炮姜炭、生黄芪、白及；肺热移肠，佐清肺润肠，药用全瓜蒌、黄芩炭、大黄炭、荆芥炭、炙枇杷叶、桑白皮、生侧柏叶；热毒瘀结，佐化瘀解毒，药用槐角、赤小豆、马齿苋、木香、白花蛇舌草、三七粉。

宫血——以肝为本，佐疏肝清肝，药用银柴胡、牡丹皮、生栀子、黄芩炭、薄荷炭、香附、川楝子、石菖蒲、郁金；与冲任有关，佐调理冲任，药用女贞子、菟丝子、桑寄生、补骨脂、蛇床子、金樱子、鹿角霜、肉桂炭、紫河车粉；胞宫畏寒，佐暖宫收涩，药用芡实、炮姜炭、肉桂炭、赤石脂、乌梅炭、海螵蛸、乌药、香附、生黄芪、党参；胞宫多瘀，佐祛瘀生新，药用益母草、丹参、

三七、红花、当归、炒橘核、鸡血藤、焦山楂、茺蔚子、泽兰、川牛膝、桂枝；下病上取，佐补中升提，药用生黄芪、阿胶、当归、升麻炭、荆芥炭、薄荷炭；经前调气，佐柴胡、木香、香附、炒橘核、牡丹皮、白芍、川楝子、石菖蒲、郁金。

在辨证前提下配用药理止血：咯血，用阿胶珠、仙鹤草；吐血，用白及、生侧柏叶；鼻衄，用黄芩炭、大黄炭；齿衄，用白茅根、生石膏；肌衄，用生地黄炭、银柴胡、牡丹皮、茜草；尿血，用小蓟、连翘、琥珀、血余炭；便血，用地榆、槐角、荆芥炭、伏龙肝；宫血，用益母草、茜草、藕节炭、海螵蛸；提升血小板，用水牛角粉、仙鹤草、当归、白芍、肉苁蓉、女贞子、菟丝子、石韦、鸡血藤；增加毛细血管抵抗力，用槐米、白茅根、板蓝根、连翘、秦艽。

血证还有 3 个巧治：

上提下导——血上溢于口鼻齿肌，佐下导之品，如川牛膝、赤石脂、滑石、竹叶、大黄炭；血下泄于二阴，佐上提之品，如升麻炭、薄荷炭、荆芥炭、生黄芪。

防止血瘀——古训"宜行血不宜止血"，一味止血，血虽止必致瘀。可在止血方中稍佐和血药，如川芎、丹参、鸡血藤、三七粉；或稍佐行气药，如郁金、木香、陈皮、柴胡。止血后用四物汤加减善后，兼虚可用生地黄、当归、白芍、川芎、砂仁、何首乌、生黄芪、党参、丹参、三七、木香、陈皮；兼实可用生地黄、当归尾、川芎、三七、枳壳、青皮、木香、川牛膝、鸡血藤。

避免伤胃——古训"宜降气不宜降火"，一味凉血，血虽止必伤胃。苦寒凉血药要适量而止，应用热性反佐，加 1 味肉桂炭、干姜炭、炮姜炭、艾叶炭；少用凉血，多用清降，如沉香、降香、青皮、川牛膝、白菊花、珍珠母、生龙骨、生牡蛎，加和胃药，如焦三仙、生鸡内金、茯苓、砂仁、芦根、乌梅炭、陈皮炭。

中医止血很有优势，辨清寒热是关键，同时区分出血部位而巧治。寒象多是虚证，苔白舌淡，用益气收涩药，既能补气又能止血用仙鹤草，是味好药；热象多实，用凉血生新的药，既能凉血又能生新的药是牡丹皮，地龙也能生新。

区分 9 个部位来巧治：咯血，用花蕊石，也可以用仙鹤草，方中一定要加川贝母，治咯血必须止咳，咳止不住，咯血就止不住；吐血，用伏龙肝和芦根；鼻衄，重点用野菊花和桃仁；齿衄，用知母和川牛膝，川牛膝既能入肾又能导血下行，就是上病下治，对齿衄比较有效；舌衄，舌为心之苗，用黄连和竹叶；肌衄就是紫癜，用三七粉，并根据肺主皮毛，加上清肺的药黛蛤散；尿血，小肠热主要用白茅根 30g；便血，理论上讲用槐角和地榆，也可以用马齿苋，再加 1 味清肺药桑白皮；治疗宫血，主要的药是鸡血藤和益母草。

23. 郁证

郁者滞而不通，朱震亨创"六郁"之说，有气、血、痰、湿、热、食六郁，组"越鞠丸"治之，六郁中以木郁为先，指情绪抑郁而成的气滞证。气滞致使其余五郁生，肝郁为其本，治郁证《黄帝内经》有"木郁达之"，就是治重疏肝理气法。"木郁达之"计有6法：

疏肝用于肝郁——药用柴胡、香附、木香、郁金、枳壳。

平肝用于肝阳——药用钩藤、天麻、草决明、珍珠母、川芎。

柔肝用于肝虚——药用当归、白芍、首乌藤、黄精。

清肝用于肝热——药用牡丹皮、生栀子、黄芩、川楝子、夏枯草。

泻肝用于肝火——药用龙胆草、大黄、青黛、黄柏、黄连。

温肝用于肝寒——药用乌药、小茴香、肉桂、吴茱萸、沉香。

郁证初实久虚，虚有3类：伤神，伤脾，伤阴。久郁虽虚，但仍有木郁，要加解郁之品，然理气药每多香燥伤正，应入平和之品，如木香、郁金、香附、佛手、石菖蒲、陈皮。郁证虚实之辨证关键在于舌诊：苔薄质暗，气滞为实，逍遥散为主方，抑木为主，佐以扶正；苔薄质淡，气虚为主，香砂六君子汤为主方，扶土为主，佐以抑木。

巧治郁证要关注病因和脏腑的联系：

气郁血瘀——治宜理气活血，方用柴胡疏肝散，选加活血的川芎、赤芍、当归尾、丹参、红花、苏木。

气郁痰凝——治宜理气祛痰，方用半夏厚朴汤，选加祛痰的半夏、竹茹、生姜、胆南星、全瓜蒌、浙贝母。

气郁火炎——治宜理气清火，方用丹栀逍遥散，选加清火的牡丹皮、栀子、龙胆草、黄芩。

气郁湿阻——治宜理气化湿，方用半夏泻心汤，选加化湿的二陈汤、藿香、苏梗、车前草、木香、生薏苡仁。

气郁食停——治宜理气消导，方用保和丸，选加消导的焦三仙、生鸡内金、莱菔子、大腹皮。

气郁伤神——治宜理气养心，方用甘麦大枣汤，选加宁神的炒酸枣仁、柏子仁、茯苓、琥珀、首乌藤、合欢皮。

气郁伤脾——治宜理气健脾，方用归脾汤，选加健脾的参类、白术、山药、白扁豆、茯苓。

气郁伤肾——治宜理气滋阴，方用六味地黄汤，选加滋阴的生地黄、黄精、山萸肉、生杜仲、枸杞子、女贞子、知母、黄柏、龟甲、牛膝、生牡蛎。

木郁克土——木郁影响胃纳，造成肝胃不和，宜疏肝和胃，用左金丸；影响脾运，造成肝脾不调，宜抑木扶土，如肝郁脾湿用逍遥散，如肝郁脾虚用香砂六君子汤。

木火刑金——治宜清肝润肺，方用黛蛤散，加生栀子、牡丹皮、百合、麦冬。

肝胆湿热——下焦、中焦湿阻，治宜泻肝利湿，方用龙胆泻肝汤。

郁证绝大部分是神经功能紊乱，《黄帝内经》讲"木郁达之"。怎么达？有6个法：疏肝、平肝、柔肝、清肝、泻肝、温肝。当然还要注意4个关系：气郁肯定血瘀，加活血药；气郁肯定会引起痰凝、痰浊，一定要加祛痰药；气郁一定要化火，加清热药；气郁更会湿阻，加化湿药，这都是提高疗效的巧治。气郁食停，气郁更能伤肾，还能伤脾伤神，这又可以变通。

另外，一定要注意下面3个类型：①木郁克土，反过来治疗木郁可以扶土，所以香砂六君子汤以扶土为主，加上木香、砂仁可以抑木；如果是以抑木为主，也可以扶土，一定要用白术，偏重不一样，这就是我强调的间接治疗，是提高疗效的一个巧治。②木火刑金，影响到肺，泄木就可以润金，用北沙参、百合，这两味药好像和治疗木郁没有关系，但实际能提高疗效，润金以达之。③肝胆湿热。郁证非常多见，当然治疗郁证也要注意意疗。

24. 汗证

汗证巧治有5则：

分辨表里——表证见汗，调和营卫，桂枝汤最宜；里证见汗，需区分虚实，虚证治气用玉屏风散，治阴用知柏地黄汤，实证清热用白虎汤，化湿用茵陈五苓散。

慎用透敛——透者宣肺开窍要慎用，对止汗不利，如石菖蒲、郁金、桔梗、川芎、蝉蜕之类。敛汗药，如浮小麦、麻黄根、生龙骨、生牡蛎常被视作止汗主药，如见湿热或实热汗证，反而留邪，汗出更甚，应慎用。

注重养心——虚者宁心，选用当归、琥珀、柏子仁、茯苓、五味子、炒酸枣仁；实者清心，选用竹叶、黄连、连翘、知母、远志、车前草、丹参。

调理气阴——常投生脉散收功，或加山药、黄精、天花粉、芦根、石斛、茯苓、乌梅、麦冬。

救治脱汗——脱汗危象，急宜回阳救逆，重投参附汤并有4佐：一是重用生黄芪固表，用90g以上；二是用麦冬、五味子、白芍、乌梅敛阴；三是用浮小麦、生龙骨、生牡蛎敛汗；四是灸神阙、关元固脱。

汗证很多见，不仅见于更年期综合征、自主神经功能紊乱，肾亏也能出汗，有5个方法来治疗。①要分辨表里，有表证汗证、里证汗证，治疗不一样。外感用桂枝汤；内伤用玉屏风散、知柏地黄汤、白虎汤、茵陈五苓散。②要慎用透和敛。透者宣肺开窍要慎用，如石菖蒲、郁金，用了会影响止汗。③要注重养心。因为汗是心之液，出汗和心有关。治心分虚实，虚的宁心，实的清心。④要想到调理气阴，最好的调理气阴药是生脉散，当然还可以用山药、黄精、芦根。⑤脱汗很严重，要回阳救逆。脱汗见到冷汗，汗出如珠，就要亡阳，急用参附汤，人参量小不起作用，要用到100～200g，要重用浓煎，昏迷的患者鼻饲或者灌肠给药，清醒的患者就让其口服。治汗不分盗汗自汗，要根据这5个原则，再加利尿止汗，可以用车前草、泽兰、生薏苡仁、猪苓、桑白皮。

25. 淋证

淋证绝非纯实证。初起多见膀胱湿热，属实，宜清利，用车前草、竹叶、知母、黄柏、栀子、石韦、通草、白花蛇舌草；后期常常脾虚下陷，肾气不固或肾阴亏虚，治重固涩，用山萸肉、补骨脂、五味子、菟丝子、生龙骨、生牡蛎、芡实、鹿角胶。

淋证巧治还应按"五淋"论治：

气淋——脾肾气虚或气郁化火。主药：车前草、海金沙、青皮、川楝子、郁金、白花蛇舌草。

石淋——初则湿热下注，久则阴虚火旺。主药：滑石、海金沙、金钱草、生鸡内金、石韦、泽泻、冬葵子。

血淋——湿热下注或阴虚火旺。主药：萹蓄、瞿麦、石韦、白茅根、车前草、生薏苡仁。

膏淋——湿热下注或下元不固。主药：萆薢、萹蓄、白花蛇舌草、生薏苡仁、土茯苓。

劳淋——脾肾两虚。主药：茯苓、泽泻、白术、生黄芪、生杜仲、桑寄生、车前草。

随证加味可以增效：

心热移肠——选加生栀子、生甘草梢、竹叶、大黄、琥珀。

血热妄行——选加小蓟、牡丹皮、赤芍、生地黄、茜草、藕节炭、生蒲黄、旱莲草、野菊花、白花蛇舌草。

阴虚津亏——选加生地黄、玄参、芦根、龟甲、女贞子。

瘀阻癥积——选加红花、白花蛇舌草、王不留行、泽兰、丹参。

气虚阳衰——选加生黄芪、当归、肉苁蓉、山药、蛇床子。

在辨证论治前提下配合中药药理研究，也可增效：

止尿红细胞——猪苓、仙鹤草、小蓟、白茅根、蒲黄、石韦、车前草、琥珀、三七、生黄芪、石斛。

止尿白细胞——连翘、赤小豆、生薏苡仁、海藻、益母草、竹叶、瞿麦、萆薢、金银花、冬瓜皮、泽泻。

消乳糜尿——萆薢、生薏苡仁、丹参、川牛膝、车前草、黄柏、生蒲黄。

前列腺炎——生薏苡仁、王不留行、赤小豆、乌药、炒橘核、木香、丹参、红花。

排石——金钱草、海浮石、滑石、瓦楞子、海金沙、冬葵子。

淋证不一定是淋病，当然也包括淋病。早期一般是实证，到了后期就是虚证，最多见的就是膀胱湿热证，也叫湿热下注，可用知柏地黄丸，也可以用四妙丸。虚证，脾肾不固，要补肾健脾，重点的药是芡实，芡实和生薏苡仁、茯苓一样，用量大了煳锅底，可以用芡实90～120g，以煎出的汤药做成芡实粥。

共有五淋：气淋用川楝子、车前草、郁金；石淋用滑石、海金沙、金钱草，最关键的是金钱草，用30g，海金沙必须包煎，它很细小，不包煎会呛嗓子；血淋用萹蓄、瞿麦、白茅根，白茅根用30～60g，假如有鲜茅根，可以捣汁兑在汤药里喝，效果更好；膏淋就是西医讲的乳糜尿，主药是土茯苓，但土茯苓很轻也很苦，用15g，量不要大，这药很苦，苦了就会伤胃；劳淋完全是虚证，要健脾补肾，可以加白术、生黄芪、泽泻。

26. 便秘

便秘巧治抓住寒、热、虚3要：

阴结寒秘——用温下法，药用制附片、肉桂、干姜、法半夏；佐引气下行药，如厚朴、乌药、莱菔子、肉苁蓉。

阳结便秘——用寒下法，药用大黄、玄明粉；佐引气下行药，如枳实、青皮、全瓜蒌、桃仁。

虚秘养血——润肠药用生地黄、当归、桃仁、麻仁、柏子仁、郁李仁；佐引气下行药，如枳壳、川厚朴、莱菔子。气虚血亏伍当归、人参；阴虚伍生地黄、玄参、麦冬。

此外，白菊花、全当归、生何首乌煎服；番泻叶泡饮；黑芝麻、核桃仁、杏仁、松子仁研碎，香油调服，均可通便。

老年人便秘是常见病、多发病，分 3 类，寒、热、虚。寒秘，舌质淡，怕凉、形寒，用干姜、肉桂、厚朴；热秘，用大黄、瓜蒌、桃仁，瓜蒌用全瓜蒌，大黄用熟大黄；虚秘，增液行舟，可以加白菊花，主要的药是肉苁蓉，对老年人虚秘特别好。

27. 小儿食阻

食阻是儿科病的主要病因，消导法是最有效的治法，保和丸可以通治儿科诸疾。消食用山楂（肉积）、神曲（谷积）、莱菔子（面积）；食积易生湿，化湿用二陈汤、平胃散；食积易生热，清热用连翘、蒲公英、制大黄；痰食互结，加温胆汤；便秘，加全瓜蒌、大腹皮、桃仁；脾虚，加炒白术、白扁豆。

保和丸是通治小儿诸疾的一个主方，一般小儿消化不良，惊厥，急惊风、慢惊风，腹泻，疳积都可以治，再根据辨证不同而加味。比如惊厥，可以加钩藤、天麻，甚至加一点儿羚羊角粉；疳积，可以加一点儿消疳积的药，如大腹皮、槟榔；小儿便秘，可以加瓜蒌、大腹皮、桃仁，槟榔皮就是大腹皮，儿科常用；小儿发热，加茵陈、银柴胡，退热作用非常明显。当然，小儿在 10 岁以内用药减量，用成人的半量；10 岁以上就同成人的量；婴儿则用成人 1/3 的量。小儿喝药可以加葡萄糖或蜂蜜来调整口味，不苦了，孩子往往就能吃。实在不能吃就灌肠，灌肠不用肛管，用导尿管，灌肠到乙状结肠部位就可吸收。

28. 痈疽疔疖

外科有"痈疽疔疖"之分，以毒为因成果，解毒排毒是主要治法。外科巧治有 5 则：

不可一味苦寒解毒——苦寒伤胃，最甚者如龙胆草、苦参、白头翁、半枝莲、山豆根、蚤休等；次甚者如知母、黄柏、金银花、黄芩、败酱草、夏枯草等。健胃者有蒲公英、连翘、白花蛇舌草、黄连、生栀子、板蓝根等。苦寒甚者慎用或不用，次者少用，控制剂量，不超过 10g，不要久服，健胃者多用。也可配合和胃醒脾之品，如焦三仙、陈皮、木香、砂仁、生鸡内金、白扁豆。

排毒外出——毒邪有害，必须排出体外。排毒之法有通利二便、利尿润肠；如毒位于营血，应凉血排毒，犀角地黄汤最宜，还可选加生地黄、茜草、藕节炭、侧柏叶、白茅根。

扶正方能排毒——健脾，如用生黄芪、参类、仙鹤草、白扁豆、白术、茯苓；调肾，如用黄精、生地黄、玄参、山药、枸杞子、女贞子、知母、黄柏。

要用引经药——引肺经，选用野菊花、炙枇杷叶、桑白皮、射干、薄荷；引心经，选用黄连、远志、竹叶、连翘、莲子心；引脾经，选用生薏苡仁、白扁豆、茯苓、蒲公英、芦根；引上者，选用葛根、桑枝、蝉蜕、柴胡、升麻；导下者，选用川牛膝、木瓜、地龙、青蒿、茵陈、泽泻。

发挥外治优势——用黄柏、生栀子、生薏苡仁、牡丹皮、制大黄、丹参、茯苓、生黄芪等份研末，醋或茶调外敷。

中医治疗外科病也有效，外科的特点就是毒，所以总的治疗原则就是要解毒、要排邪。第一，千万注意治外科病不能一味用苦寒药，苦寒虽能解毒，但同时伤胃，要多用不伤胃甚至健胃的苦寒药。第二，要排毒。通过利尿、润肠、凉血，把毒排出去。第三，要扶正。外科病以热毒为主，只清热解毒排毒效果不好，要加扶正的药，疗效大不一样，当然扶正药不能多用，多用就影响排毒，用1味没问题。外科病排毒最好的药是生黄芪，既能补气扶正又能托毒排毒，可以重用，用到 30～60g；还有1味好药是白扁豆，既能扶正又能排毒。第四，要用引经药，药到病除，提高疗效。引经药从五脏来讲可以引到肺、引到脾、引到心。外科病和这3个脏关系密切。因为肺主皮毛，体表病与肺有关，脾主肌肉，痈疽疔疖为外科四大证，与肺、脾关系很大；心主血脉，疔疮走黄与心关系密切。引肺经用野菊花和桑白皮，引心经用黄连和竹叶，引脾经用白扁豆和蒲公英。另外，一定要配合外治，内服外治同时进行，提高疗效。外治药可以用醋调，但绝对不要用油调，用油调影响解毒，影响排毒。如果患者对醋过敏，可以茶调，最好用绿茶，绿茶是凉血药，用浓的绿茶调药外敷。

29. 骨伤病

讲究脾肾同治——健脾补气，用生黄芪、参类、炒白术、白扁豆、仙鹤草，配养血的当归、白芍、阿胶；调肾阴阳，用骨碎补、枸杞子、生地黄、黄精、山萸肉、何首乌、川续断、生杜仲、桑寄生、补骨脂、蛇床子、金樱子、菟丝子、肉苁蓉、淫羊藿。

强调活血化瘀——养血活血，用丹参、鸡血藤、川芎、郁金、泽兰、益母草、三七粉；破血化瘀，用地龙、土鳖虫、水蛭、红花、苏木、桃仁、赤芍、生山楂、云南白药，佐以温通，用桂枝、川椒、鹿角霜。

外敷散剂增效——苏木、丹参、红花、赤芍、生黄芪、桂枝、川续断、郁金、补骨脂、骨碎补、三七、水蛭，共研细末，醋和茶调外敷。

骨伤病手法配合中药内服、外敷，效果更好。治疗骨伤病3个要点：①脾肾同治，健脾调肾。健脾最主要的药是生黄芪，调肾最主要的药是骨碎补，黄芪可以重用30g，骨碎补用10g就够了。②活血化瘀。伤筋动骨伤了血脉、经络，一定要活血化瘀，用3味虫类药，即地龙、土鳖虫、水蛭，这3味虫类药不会有毒性，再加上苏木、云南白药，云南白药的主要成分就是三七粉。③要外敷，伤科部位用疗伤散，不用油调，用醋调，对醋过敏者用茶调。

30. 湿疹

湿疹难治，反复发作，巧治有3法：

调理脾胃——茵陈温胆汤。祛痰，用莱菔子、竹茹、茯苓；开胃，用焦三仙、生鸡内金；利湿，用生薏苡仁、白扁豆；醒脾，用木香、砂仁、陈皮；清热，用连翘、蒲公英、黄芩、生栀子；化瘀，用桃仁、丹参、川芎、赤芍。

给邪出路——宣肺，用炙枇杷叶、桑白皮、桔梗；淡渗，用车前草、泽泻、竹叶、生薏苡仁；缓泻，用制大黄、全瓜蒌、草决明；凉血，用丹参、牡丹皮、赤芍。

重视反佐——寒性反佐，用蒲公英、连翘、生栀子、野菊花、白花蛇舌草；热性反佐，用肉桂、乌药、高良姜、川椒、淫羊藿。

湿疹很难治，反复性很大，巧治有3个办法：①调理脾胃很重要，湿疹从中焦来治。脾失健运就生湿，另外湿困脾胃，健运失司，所以湿的来源在中焦，必须调理中焦，祛痰、开胃、利湿、醒脾、清热、化瘀。②湿邪一定要给邪出路。有4条出路，即宣肺、淡渗、缓泻、凉血。③治疗湿疹一定要重视反佐，用了寒凉药以后，要强调热性反佐，加1～2味热性药，其中最主要的就是肉桂；热性药用多了，要用寒性反佐。

31. 痤疮

痤疮巧治在于"肺主皮毛""肺合大肠"。

清解发散，宣肺透邪——选用炙枇杷叶、桑白皮、桔梗、薄荷、金银花、连翘、白菊花、蒲公英、紫花地丁、紫草、鱼腥草、败酱草。

祛痰散结——选用夏枯草、浙贝母、赤芍、红花。

通腑排毒——选用全瓜蒌、桃仁、草决明、制大黄、莱菔子、大腹皮。

淡渗利湿——选用车前草、泽泻、竹叶、生薏苡仁、茯苓。

凉血调经——选用当归、益母草、泽兰、丹参、生栀子。

痤疮，不要用化妆品，不要用香皂，可以用硫黄皂。

32. 荨麻疹

荨麻疹巧治要辨证论治。

外邪客表，营卫不和——祛风和血，用玉屏风散：生黄芪、仙鹤草、防风、荆芥、丹参、川芎。

气血瘀滞——祛风和血止痒，用血府逐瘀汤：丹参、红花、柴胡、香附、当归、牡丹皮、赤芍、紫草。

胃肠失调——行气和胃，用平胃散：炒苍术、厚朴、法半夏、茯苓、陈皮、莱菔子、焦三仙。

肾阴不足——滋水涵木，用杞菊地黄汤：枸杞子、女贞子、野菊花、生地黄、黄精、山萸肉、夏枯草、薄荷、川牛膝。

气血两虚——补气养血，用八珍汤：生黄芪、当归、生地黄、白扁豆、炒白术、黄精、阿胶珠、山药。

还应配合三助：①安神，用炒酸枣仁、首乌藤、合欢皮、生龙骨、茯苓。②止痒，用蛇床子、地肤子、葶苈子。③分利，用车前草、泽兰、白花蛇舌草、草决明、桃仁、全瓜蒌。

荨麻疹也是非常不好治的病，必须辨证，而且要配合三助。辨证分为外邪客表、气血瘀滞、胃肠失调、肾阴不足、气血两虚，前3个证类属于实证，后2个证类属于虚证。3个辅助：安神，止痒，分利。治疗荨麻疹必须要安神。荨麻疹的痒很痛苦，可以用3个子，即蛇床子、地肤子、葶苈子来止痒。荨麻疹的复发率很高，紧张、劳累、饮食不节就容易复发。

33. 牛皮癣

牛皮癣巧治在于滋肾阴、养肝血、清郁热，主方用滋补肾阴的杞菊地黄汤，养血柔肝的四物汤。

补益肝肾——选用生地黄、黄精、芍药、山萸肉、茯苓、泽泻。

清肝涵木——选用枸杞子、野菊花、夏枯草、珍珠母、薄荷。

凉血活血——选用牡丹皮、丹参、玄参、金银花、赤芍、生栀子。

牛皮癣更难治，可以滋养清热，巧治的目的是止痒。止痒就滋阴，首先是肝肾，滋养肝肾可以用生地黄、黄精、芍药、山萸肉、茯苓、泽泻；要清肝涵木；还要凉血活血。治疗牛皮癣除了用内服药以外，还要把有效的方剂煎第3遍外敷以提高疗效。

34. 鼻炎

"肺气通于鼻"，故鼻疾跟肺有关，应以润肺通窍为治，以"清燥救肺汤""百合固金汤"为主方。鼻炎是鼻科中最常见的病证。

润肺——选用北沙参、麦冬、百合、紫菀、炙枇杷叶。

通窍——选用桔梗、桑白皮、川芎、薄荷、石菖蒲。

降火——选用白菊花、黄芩、夏枯草。

潜降——选用川牛膝、川续断、旋覆花。

泻肝——选用生栀子、牡丹皮、黛蛤散。

润肠——选用草决明、全瓜蒌、桃仁。

利尿——选用车前草、生薏苡仁、冬瓜皮。

鼻窦炎怎么治？要清肺透窍。肺开窍于鼻，用润肺通窍的药，还要加减；要潜降，降火是降肺火，潜降是降肾火、相火，可以用旋覆花，上病下治，但旋覆花有小毛，必须包煎，不包煎会呛嗓子；要泻肝，常用黛蛤散；要利尿、通便。用这些办法治疗鼻科的病，包括鼻窦炎、过敏性鼻炎均有效。另外，还要扶正，最好的药还是生黄芪和白扁豆。

35. 内眼病

内眼病，包括青光眼、色盲、夜盲、飞蚊症，"肝气通于目""肝肾同源"，眼科疾病应从肝肾论治，以滋水涵木立法，以杞菊地黄汤为主方。

滋水——选用生地黄、山萸肉、黄精、何首乌、麦冬。

涵木——选用枸杞子、白菊花、女贞子、钩藤。

柔肝——选用当归、白芍。

引经——选用薄荷、草决明、川楝子、川续断、川牛膝。

眼科疾病强调肝肾论治，滋水涵木是大原则，当然要柔肝，而且必须引经。

36. 耳鸣

耳科疾病多因肝胆火炎夹湿所致，临床表现以耳鸣多见。其治多以泻肝胆实火兼清热利湿立法，以龙胆泻肝汤为主方。

清降肝胆——选用龙胆草、知母、黄柏、生栀子、牡丹皮、连翘。

凉血化瘀——选用生地黄、赤芍、茜草、丹参、川芎。

通利泻火——润肠，选用白菊花、当归、草决明、桃仁；利尿，选用泽兰、生薏苡仁、车前草。

升清降浊——选用柴胡、薄荷、升麻、川牛膝、灵磁石、川续断。

行气开窍——选用石菖蒲、郁金、桔梗。

清热利湿——选用茵陈、泽泻、金钱草、冬瓜仁、白花蛇舌草。

耳科疾病的巧治就要泻肝利湿，泻肝用龙胆草、知母、黄柏、生栀子、牡丹皮、连翘，加凉血化瘀，还要通利泻火。治疗耳科疾病要升清降浊，升的药主要用柴胡，降的药主要用灵磁石，柴胡量轻用5g，灵磁石量重用30g。还要注意开窍，用石菖蒲、郁金、桔梗，尤其是用桔梗。肝经容易有湿，要清热利湿，关键药是茵陈和泽泻。

37. 齿衄

齿科疾病常因大肠、小肠、胃火上炎所致，临床以齿衄多见。其治离不开养胃、通腑、利尿，以养胃汤、凉膈散、导赤散为主方。

养胃清胃——选用芦根、生地黄、玄参、生栀子、知母、黄芩、生石膏。

通腑润肠——选用草决明、制大黄、全瓜蒌。

淡渗利尿——选用车前草、泽兰、冬瓜仁。

消肿——选加金银花、连翘、蒲公英、牡丹皮。

止血——选加仙鹤草、茜草、侧柏叶、赤芍、丹参、白茅根。

消导——选用黄连和竹叶、牡丹皮和白花蛇舌草。

升降——升麻和川牛膝。

一般齿科疾病有3个巧治：养胃清胃、通腑润肠、淡渗利尿，对于牙周炎、牙龈炎，甚至龋齿，都可以用这3个办法。养胃清胃用芦根、生地黄、玄参、生栀子、知母、黄芩、生石膏，主要是芦根；通腑润肠主要用制大黄；淡渗利尿主要用车前草。牙周炎肿用4味药：金银花、蒲公英、连翘、牡丹皮，尤其是蒲公英，对于齿科的肿，蒲公英是好药。另外，对于牙周出血最好的药是生侧柏叶。齿科疾病和胃有关系，要注意用消导药。还要用升降理论，上升用升麻5g，下降用川牛膝30g。

38. 咽痛

喉科临床最常见的为咽痛，其治上清心火，下滋肾阴，交通心肾，兼以柔肝、清肝，以交泰丸、麦味地黄丸、丹栀逍遥散为主方。

上清心火——选用黄连、竹叶、莲子心。

下滋肾阴——选用生地黄、天冬、麦冬、黄精。

柔肝清肝——选用当归、白芍、牡丹皮、生栀子、薄荷。

清降相火——选用知母、黄柏。

引火归原——肉桂。

利咽润喉——选用桔梗、苏梗、野菊花、蝉蜕、胖大海、玄参、玉蝴蝶。

吹喉散剂——露蜂房、蝉蜕、僵蚕、金银花等份研细粉，吹喉。

喉科病的巧治是清心火、滋肾阴，也就是交通心肾，清心滋肾，以黄连、竹叶、莲子心、生地黄、麦冬、黄精这6味药为主；当然一定要柔肝清肝；要清降相火，肾阴不足，必相火上亢，用知柏地黄汤，其中六味地黄汤滋肾阴，知母、黄柏降相火，是治疗阴虚阳亢的一个很好的方子，同时引火归原、交通心肾用肉桂；嗓子不利时要利咽，利咽可以用玉蝴蝶，或者马勃，这两味药都很轻，都用1g以下。用吹喉散，内服外治同用能提高疗效。

第三章　各科治要

一、外科治要

外科主要的病就是痈、疽、疖、疔四大类。外科以毒为主要病因，解毒、排毒、内治、外敷是重要的治疗手段。外科病有许多特殊治疗方法，当然也离不开辨证论治。治疗外科病要注意六条。

1. 注意苦寒伤胃

治疗外科病总以清热解毒为主，往往会伤胃气，胃气被伤会影响消化吸收，使抵抗力下降，而且会影响药物的吸收。所以即使是以清热解毒为主方，也一定要注意勿苦寒伤胃。外科常用的药有龙胆草、苦参、白头翁、半枝莲、山豆根、蚤休，这些都是很厉害的苦寒伤胃药，尽量不用。次一些的苦寒伤胃药有知母、黄柏、金银花、黄芩、败酱草、夏枯草，要慎用，注意用量，要在10g以内，而且要强调中病即止。既清热解毒又苦寒不伤胃，反而会健胃的药有蒲公英、白花蛇舌草、连翘、黄连、生栀子、板蓝根，可以重用，连翘、黄连、生栀子都可用15g以上。另外，如果用苦寒药，甚至是比较厉害的苦寒伤胃药，可以佐以开胃醒脾，如加焦三仙、陈皮、木香、砂仁、生鸡内金、白扁豆。所以治外科病第一个要点是注意苦寒伤胃，有两个层次：第一就是区分最厉害的苦寒伤胃药、次一些的苦寒伤胃药和健胃的药，选择应用；第二是加醒脾开胃的药。上述这些药绝对不要一次全用上，要选择应用，中药的奥妙在于守法易药，这些药可以交替使用，始终保持疗效。

2. 毒邪要给出路

毒邪一定要给出路，实邪泻实，出路在于两条，一条利尿，一条润肠，也就是分利二便。注意润肠一定要润下，绝对不要峻下，常用的有效药是草决明，既润肠又清热；另一个重要的药就是制大黄，既清热又泄热；其他润肠药，如大腹皮、全瓜蒌都可以用。利尿，既清热利尿又排毒，首选车前草30g。外科病在肌表，与肺直接有关系，因为肺主皮毛，所以清肺利尿的药更加适合，主要的药就是桑白皮和冬瓜仁；另外还有重要的药就是生薏苡仁，既清热解毒又淡渗利水，生薏苡仁完全可以重用，但用量过了30g，煎药就有困难了，容易糊底，影响药效，所以可以单独煮薏苡仁粥，薏苡仁用到90～120g。另外，外科病定位往往在营卫，所以凉血排毒也是给邪出路，也是一个重要的治则，名方就是杞菊地黄丸和犀角地黄汤，当然现在犀牛角没法用了，用水牛角代替，一般用水牛角粉 2g。凉血排毒还可以重用 4 味药：茜草、藕节、侧柏叶、白茅根。

3. 扶正才能解毒

扶正等于是动力，推动毒邪外出，这是外科大夫容易疏忽的。扶正的第 1 个途径是健脾，最好的药是生黄芪，既可以补气健脾，又可以托毒；其他还有仙鹤草、白扁豆、白术等。但是扶正药一定注意不能多用，最多用 1 味，多用就恋邪了。扶正的第 2 个途径是调肾，最主要的药就是黄精，可以配合山药来补气滋阴，山药也可以大剂量用，像生薏苡仁一样用煮粥的方法来服用。另一个巧治是降相火，通过降相火来滋肾阴，主要的药是知母和黄柏，既能清热解毒又能降相火滋阴。

4. 引经增强疗效

采取引经增强疗效。第一，外科病基本都在肌表，与肺有关。第二，心主火，热毒与心有关系。第三，脾主土，是脏腑经络的中枢。所以，治疗外科病要引到肺、心、脾这三经。引到肺经主要的药是菊花，尤其是野菊花，既能引经又能解毒；还有一味好药就是薄荷，既能清热又能引经。引到心经最主要的药就是连翘；还有一味是莲子心，既能解毒又能引经。引到脾经主要有 3 味药：一味是芦根，既能清热又能引经；一味是生薏苡仁，既能引经又能排毒；还有一味是白扁豆，既能引经又能扶正。

另外，外科分部位很重要，病在上的用上部的引经药，主要是升麻和葛根，既能解毒又能引经；病在下的用下部的引经药，主要用泽泻和地龙。引经药在外科病治疗里面是重要的提高疗效的因素。

5. 处置湿毒为患

外科病常夹湿毒。治疗湿毒，假如用温燥药，对湿有好处，对毒非常不利；假如解毒，苦寒对毒有好处，对湿又不利。所以处理湿毒这一对矛盾，就要按照我讲的这一个原则，先祛湿，不管毒。另外湿邪黏滞，容易反复，祛湿的时候少用温燥药，如法半夏、炒苍术、厚朴，都避免用，虽对湿有利，但对毒不利；主要用三仁汤，再加上对湿没有妨碍的解毒药，如蒲公英、白花蛇舌草、生栀子、连翘、板蓝根，这样以祛湿为主，兼顾湿和毒。另外，还要加淡渗利水的药，只有 1 味生薏苡仁不够，还要加冬瓜仁、桑白皮、车前草。湿来源于脾胃，要加健脾的茯苓、白扁豆、生鸡内金。外科四大病痈、疽、疮、疔，见到舌苔腻，甚至是薄腻，都要想到有湿。

6. 发挥外治优势

要发挥外治的优势，外治的方法非常多，最主要的就是外敷。第一类是在溃脓以前，用如意金黄散，这是一个成药，不过敏的最好用醋调，促进吸收，过敏的用浓茶调。我治乳腺炎，红、痛、范围比较小的时候就用上面的 5 个办法，同时用如意金黄散调敷，晚上敷上，早晨拿下，往往到不了化脓就痊愈了。第二类是已经溃脓，就用拔毒膏，贴在脓口上，脓会拔出来。第三类是溃脓后脓拔干净了，就用生肌散。这是外科病讲三期，溃前、溃中、溃后，就是这 3 个成药外敷能提高疗效。还有一个办法，用生黄柏、生栀子、生薏苡仁、牡丹皮、制大黄、丹参、生黄芪、茯苓等份磨粉，用药粉外敷，不过敏的用醋调，过敏的用茶调。

二、妇科治要

中医治疗妇科病很有优势。治疗妇科病月经不调，注重 4 个大法。①必先调气。"百病皆生于气"。妇人多郁善怒，情志变化最显，气结则血亦结，故"调经而不理气，非其治也"。理气有行气、破气、补气 3 法：行气多选用柴胡、香附、木香、乌药、佛手、陈皮、炒橘核；破气多选用青皮、枳壳、大腹皮、川厚朴、沉香；补气多选用生黄芪、党参、白术、黄精、仙鹤草、太子参、山药、扁豆衣、大枣。②调养脾胃。"脾胃为气血生化之源"。妇人以阴血为主，月经失调者大多有脾虚之证，如纳差便溏、面浮肢肿，故"脾气一旺，胃气自兴，精微敷布，新血化生，月经自调"。调养脾胃有醒脾和健脾 2 法：醒脾常选用木香、砂仁、生鸡内金、山楂、神曲；健脾常选用白术、茯苓、干姜、白扁豆。③固本培精。"肾气为天癸之本"。肾气充沛，主宰有力，月事以时下，肾气衰则施泻无度，月事不调。固本培精有滋阴和填精 2 法：滋阴可选用生地黄、枸杞子、女贞子、黄精、玄参、何首乌、鸡血藤；填精可选用阿胶、龟甲、鳖甲、紫河车粉。④兼养心血。"妇人百病，皆由心生"。心不生血则失养于脾，脾失健运则生化乏源而致阴血愈虚。兼养心血有补气、养心、宁神 3 法：补气则选投莲子肉、茯苓、山药、生黄芪、仙鹤草；养心则投龙眼肉、大枣、柏子仁、当归、桑椹；宁神则选投琥珀、川芎、首乌藤、五味子、生龙骨、生牡蛎、灵磁石。

1. 分期调经

（1）经前调气

什么叫经前期？许多月经不调的妇女，经前期都有反应，如烦、胀、痛、肿，从反应开始到见红，这一阶段叫经前期，要调气。调气分两类：第一类是肝气郁结，表现为乳胀胁满，少腹引痛，烦怒不安，舌苔薄黄，脉象弦细。治要疏肝，用丹栀逍遥散，选用柴胡、白术、赤芍、当归、鸡血藤、石菖蒲、郁金、益母草、蒲公英、川楝子、牡丹皮、生栀子；再加调整内分泌的泽兰、茜草、龟甲、鳖甲、川续断、女贞子。丹栀逍遥散出自《古今医统》，组成：当归、白芍、白术、柴胡、茯苓、甘草、煨姜、薄荷、牡丹皮、生栀子。第二类属于宫寒，主要表现为腹凉下坠，引痛筋挛，形寒乏力，苔薄白，舌质淡，脉沉细。治宜暖宫，用温经汤，选用党参、阿胶、当归、白芍、桂枝、炮姜、炒橘核、乌药；再加调整内分泌的枸杞子、蛇床子、菟丝子、淫羊藿、紫河车粉、鹿角霜、补骨脂。温经汤出自《金匮要略》，组成：吴茱萸、当归、芍药、川芎、人参、桂枝、阿胶、牡丹皮、生姜、甘草、半夏、麦冬。经前一类是肝郁，一类是宫寒，肝郁者疏肝为治，宫寒者暖宫为治。

（2）经期调血

月经见红一直到月经干净这段时间，有三则、四类、五加味。

3 个原则：第一，问量定向，即问月经量定治疗方向。量多的宜补摄，量少的宜通利。第二，问凉定性，问月经来时小腹凉不凉来定性。寒者温之，热者凉之。第三，必须调肝。女子以肝为本，调经必须调肝。可以选用柴胡、香附、炒橘核，炒橘核可以用到 30g，也就是调经药里面必须加一味调肝药，3 味药里选1 味。

4 个证类：第一，量多腹凉。月经量很多，肚子凉，用胶艾四物汤加减，选用熟地黄、当归、白芍、阿胶、艾叶炭、肉桂炭、生黄芪、党参、炒橘核、赤石脂、生牡蛎、荆芥炭、三七粉。胶艾四物汤出自《太平惠民和剂局方》，组成：阿胶、艾叶、川芎、芍药、当归、熟地黄。第二，量多腹热。月经量很多，少腹不凉，甚至腹部烫，用栀芩四物汤加减，选用生地黄、当归、生栀子、黄芩炭、薄荷炭、茜草、地榆、海螵蛸、藕节炭、乌梅炭、香附、牡丹皮。栀芩四物汤组成：生栀子、黄芩、熟地黄、当归、白芍、川芎。第三，量少腹凉。用八珍汤加减，选用生黄芪、当归、党参、桂枝、川芎、牛膝、柴胡、炮姜、鸡血藤。八珍汤出自《医垒元戎》，组成：人参、白术、茯苓、甘草、当归、白芍、川芎、熟地黄、生姜、大枣。第四，量少腹不凉。用桃红四物汤加减，选用生地黄、当归尾、赤芍、川芎、丹参、桃仁、红花、泽兰、香附、鸡血藤。桃红四物汤出自《济阴纲目》，组成：桃仁、红花、当归、川芎、芍药、地黄。

5 个随症加减：第一，腹痛。加川楝子、延胡索、郁金、益母草、地龙、五灵脂、蚕沙、三七粉。五灵脂和蚕沙必须包煎。月经量多的时候可以加三七粉止痛，量少的时候三七粉少用，用后经量会更少。第二，便溏。选用山药、葛根、金樱子、生龙骨、生牡蛎、炒白术、补骨脂、五倍子。第三，浮肿。经期浮肿特别多见，选用防己、泽泻、桑白皮、车前草、生黄芪、冬瓜仁、茯苓。第四，腰酸。经期腰酸用鸡血藤、老鹳草、金毛狗脊、川续断、桑寄生。第五，不孕。月经不调和不孕有直接关系，如果不孕，可以加蛇床子、菟丝子、金樱子、黄柏、泽兰、龟甲、肉苁蓉、川楝子。

（3）经后调肾

月经干净以后到下次来月经前开始有症状，这个阶段叫经后期。经后要调肾，调肾就吃丸药，用两个丸药交替使用：第 1 个是必备的，也是通用的，无论哪个类型均可用，八珍益母丸、白凤丸、杞菊地黄丸，任选其一；第 2 个是选用的，根据寒热来选用，偏寒的选艾附暖宫丸、女金丹，偏热的选加味逍遥丸或得生丹。

2. 痛经的内服外治法

痛经是妇科常见的多发病，也是中医特具优势的病种之一。治疗痛经，单纯止痛效果不佳，必须追究病因加以对因治疗为主，止痛为辅，方能奏效而且根治。临床常见病因有寒凝、肝郁、血亏 3 类，其分证论治如下。

（1）*寒凝胞宫证*

主症：经前形寒肢冷，经期下腹凉痛，得暖稍舒，经行不畅，四肢不温，纳谷不香，苔薄白，脉弦迟。

治法：温经散寒。

方药：温经汤化裁。桂枝、白芍、炮姜、乌药、鹿角霜、炙甘草、蛇床子、木香、砂仁、艾叶、高良姜、香附、川续断、焦三仙。

（2）*肝郁血滞证*

主症：经前胁乳胀痛，心烦易怒，经期腹部剧痛，经行暗块，块下痛缓，经后口苦纳呆，苔薄白，舌质紫，脉弦涩。

治法：疏肝活血。

方药：四逆散化裁。柴胡、枳壳、青皮、赤芍、丹参、川楝子、延胡索、生栀子、莱菔子、生山楂、生蒲黄、炒橘核、地龙、蚕沙。

（3）*营血亏虚证*

主症：经前神疲气短，精神不振，少言懒动，经期下腹隐痛，连绵不止，经行色淡量少，纳差便溏，心悸失眠，苔薄白，舌质淡，脉沉细。

治法：健脾养血。

方药：归脾汤化裁。生黄芪、当归、白芍、炙甘草、香附、鸡血藤、炒白术、生地黄、黄精、葛根、木香、三七粉、生杜仲、菟丝子。

除内服外治疗痛经还可外敷，按虚实不同来组方：虚证，用桂枝 30g，鹿角霜 30g，山药 30g，白芍 60g，生黄芪 60g，当归 30g；实证，用丹参 60g，生栀子

30g，川楝子30g，延胡索30g，乌药60g，乳香、没药各30g。以上共研细末用陈醋调成厚糊状（过敏者用浓茶调），每晚睡前用布敷于神阙、关元、三阴交、双涌泉，晨起去除。

治疗痛经针灸有效。痛经发作常常心烦意乱，其苦难忍，越烦越痛，要嘱患者放松、转移注意力，"意疗"配合则止痛效果更佳。

3. 按色止带

带下病为妇科常见病。中医诊治带下病颇具优势。止带先辨虚实。实者多见湿热下注，湿热之生，一则在脾，失健而困；二则在膀胱，不渗而留。其治清热利湿，有两法：燥湿，选用炒苍术、黄柏、椿根皮、苦参；渗湿，选用车前草、萆薢、桑白皮、白鲜皮、猪苓、泽泻、石韦、白花蛇舌草。虚者脾虚下陷、冲任不固而绵绵如带，所谓"十女九带，十带九虚"。其治健脾举陷，有两法：健脾，选用党参、白术、山药、白扁豆、茯苓、生薏苡仁；举陷，选用升麻炭、荆芥炭、蝉蜕、生黄芪、柴胡。

止带还要抓住风、寒、湿3邪。带下常因六淫所传，风为其首，下部多湿，带色白多，寒证明显，故风、寒、湿为带下主因，散风者常用炒苍耳子，祛寒者用蛇床子，化湿者用地肤子。止带必投三子（蛇床子、地肤子、葶苈子）。带下日久，必伤脾胃，气陷滑脱，故久带宜涩，选用海螵蛸、煅牡蛎、补骨脂、芡实、金樱子、莲子肉、银杏。

还按带的颜色来止带：①白带，是脾虚有湿，治重化湿，主要的药为山药、生薏苡仁、白扁豆。②黄带，是湿热偏火，治重泻火，主要的药为黄柏、生栀子和制大黄。③赤带，即带下红色，是热入营血，治重凉血，选用牡丹皮、茜草、水牛角粉。④黑带，是阴虚内热，治重滋肾，选用生地黄、女贞子、知母。

师传止带方有两首：辨苔分虚实，苔薄者地黄汤化裁（生地黄、黄精、泽泻、茯苓、蛇床子、仙鹤草、生杜仲、扁豆衣、鹿角霜）；苔腻者温胆汤加减（竹茹、枳壳、茯苓、陈皮、生薏苡仁、生牡蛎、生龙骨、海蛤壳、莱菔子、海藻、泽兰）。

4. 增生要温通

增生有3个：一个乳腺增生，一个子宫肌瘤，还有一个卵巢囊肿，这3个都属于增生。从中医来讲都属于肾亏，因此治疗增生不能一味活血化瘀、软坚散结，应调肾温通。有个家传基本方：枸杞子、女贞子、生地黄、黄精、山萸肉、蛇床子、泽兰、生杜仲、桑寄生、桂枝、白花蛇舌草，白花蛇舌草可用到30g。假如乳腺增生再加蒲公英、山慈菇、夏枯草，夏枯草可用到15g；子宫肌瘤加红花、丹参、茯苓，丹参用30g；卵巢囊肿加鸡血藤、伸筋草、地龙。治疗增生要温通。

5. 不孕调肾

不孕要调肾。家传调肾采用 12 个"子"：蛇床子、菟丝子、金樱子、枸杞子、女贞子、川楝子、车前子、补骨脂、茺蔚子、覆盆子、五味子、香附子。女子不孕除用 12 个子以外，还用二仙汤，二仙汤里面不加仙茅。治疗不孕的关键药是蛇床子和黄柏，一个补肾，一个降相火。

女子不孕师传 5 法可调：①调肾法。用于腰酸形寒，性欲冷淡，苔薄白，舌质淡，脉沉细，选用蛇床子、金樱子、菟丝子、女贞子、枸杞子、川楝子、五味子、伸筋草、车前子（包煎）。②和营法。用于月经不调，闭经痛经，苔薄黄，舌质暗，脉细涩，后背冷，选用生地黄、当归、泽兰、白芍、龟甲、香附、桂枝、川续断、女贞子、鸡血藤、伸筋草、三七粉（冲服）。痛经月经量少用红花。③止带法。用于带下有味，外阴瘙痒，小便不畅，舌苔黄腻，脉象细滑，选用炒苍术、黄柏、生薏苡仁、川牛膝、车前草、土茯苓、萆薢、蝉蜕、肉桂、野菊花。④开郁法。用于恼怒忧郁，乳块作痛或子宫肌瘤，经前反应重，经后情绪差，苔薄白，脉弦细，选用柴胡梢、橘叶、蒲公英、红花、夏枯草、石菖蒲、郁金、桂枝、茯苓、路路通、山慈菇、三七粉（冲服）。⑤化痰法。用于经量渐少，形体渐胖，面有黑斑，纳谷不香，舌苔薄腻，脉弦细滑，选用竹茹、枳壳、茯苓、陈皮、炒苍术、法半夏、蛇床子、泽兰、川续断、丹参、莱菔子、全瓜蒌。这类患者少吃甜食和油炸食品。

6. 不育利湿

不育要利湿，男子不育不要一味壮阳，要利湿，用四妙丸和滋肾通关丸。家传治疗男子不育的方子叫"多子多福金种丸"，用蛇床子、九香虫各 20g，生黄芪、韭菜子各 30g，三七 15g，乌药、王不留行各 10g，桂枝 15g，人参 5g。女性不孕可加龟甲 15g，香附 10g，当归 15g。上药共研细面，水泛为丸，每次 3g，每日 2 次，连服 2~3 个月，有一定的疗效。

7. 保胎重本

保胎和肾关系很大，保胎的重点要保本，保本就要想到肾，因为补肾是保胎的重要法则。但要注意，补肾有一类温燥药，要少用，因为胎前宜清，温燥对清有影响，要多进滋补清热的药。家传有 1 个保胎的方子：枸杞子、黄芩、生黄芪、炒白术、当归、黄精、川续断、补骨脂、生杜仲、桑寄生、苏梗、蒲公英。

保胎时辨证为次要，一般胎动不安、见红、腰痛，就用这个方子，可以加止血的仙鹤草、健脾的白扁豆、止呕止吐的竹茹，其他的药不宜用，尤其是淡渗利水药，如茯苓、生薏苡仁，要慎用。腰痛也可以用鸡血藤，对胎儿没有影响。

8. 胎前宜清

怀孕后生产以前要清，必须用清热调血的药。清热的药首选黄芩，既清热又安胎，其次是蒲公英、黄连、栀子、竹茹，不能用龙胆草、白头翁、秦皮。胎前还应健脾固肾，既保胎又有利于胎儿的先天健康。主要的药：炒白术、生杜仲、桑寄生、川续断、菟丝子、生黄芪、当归、白芍。怀孕时感冒，里面再加连翘、薄荷；怀孕时出汗，再加生牡蛎、浮小麦。胎前还要注意 3 个问题：不可汗，不可下，不可利尿，凡是峻下、润肠、滑利、行血、破血、耗血、行气散气的药，以及有毒的药都要禁用。

9. 产后要温

产后气血俱伤，百脉空虚，要以温补为主。第一，一定要大补气血，用黄芪和参类，分量都要加大，都用 15g 以上。条件好的患者就用西洋参，补气力量比较强，而且不会上火。如果用人参，最好用生晒参，也可用高丽参，但是许多患者吃后会上火，可以和芦根一起用，最好是鲜芦根，洗干净，捣汁，人参煎水，兑上芦根水，按人参水和芦根水 1∶2 的比例用。还有一味药是石斛，石斛比芦根贵，但是牵制人参的热性燥性，也是很好的药，可以和芦根一样，用鲜石斛捣汁，假如没有鲜的要用到 30g，煮水兑在人参汤里面喝。另外必须养血，用当归和阿胶，阿胶养血效果不错，但熬药很复杂，要烊化，可以用阿胶珠来代替，还可以用大枣和龙眼肉。吃龙眼肉很容易上火，温补力量很大，也可以用芦根和鲜石斛来清解。第二，产后要温，在于温通，选用桂枝、鹿角霜、炮姜、乌药。第三，要注意补而不滞、温而不燥、滋而不腻，主要用木香和砂仁，夏天可以换成白豆蔻。第四，要用寒性反佐，防止温燥，主要用蒲公英、连翘、黄柏。

产后的病还要有三审：第一，审少腹痛与不痛来看恶露还有没有；第二，审大便通与不通来判断津液的盛衰；第三，要问乳汁行与不行，以乳汁多少来审胃气。根据三审，产后分别要制 3 个法：第一，行滞，选用乌药、香附、郁金、薤白、木香；第二，通便，选用白菊花、当归、草决明、全瓜蒌、莱菔子、桃仁；第三，通乳，选用生麦芽 30g，生黄芪 30g，以及路路通、蒲公英、炒橘核，可以把这几味药煎汤，用头煎二煎药汤炖鲫鱼，或者炖猪蹄。下乳的时机一定在 7 天之内，不超过 3 天效果更好，不超过 7 天也有效，超过了 7 天下乳的效果就打了很大折扣，下乳的时机一定要选择。

另外产后必有败血，也就是必有瘀血，可以留滞在脾胃，见脘腹胀痛或呕吐呃逆；留于肌肤，会有浮肿、麻木；留于骨节，会见骨节酸楚疼挛。所以产后一定要加上祛瘀生新的药，主要是三七、泽兰、益母草、丹参、鸡血藤、地龙。

10. 妇科病师传效方

余祖上善治妇科病，自明代起相传，积累了丰富的经验，现录 12 病种的效方。

（1）保胎先补肾，补肾先滋阴

胎动不安跟肾气衰损的关系最为密切。肾气充盈者，胎气必安。补肾立法，少投温燥，应遵古训"胎前宜清"，多进滋阴清热之品，实为保胎奇法。药用枸杞子、黄芩、炒白术、生黄芪、当归、黄精、苏梗、川续断、生杜仲、桑寄生、补骨脂。血压低加西洋参 3～5g，胃口不好加生鸡内金、砂仁。

（2）妊娠恶阻降中寓安

恶阻系胃气上逆，胎动不安所致，非降不止，应用辛开苦降法，但降的程度直接影响胎气，甚至可致滑胎，故宜适度。一者降中焦胃气，忌利下焦二便；二者佐宣肺清肃和柔肝和胃之品以助胃气之降；三者尊"胎前宜清"之训，配安胎之品，可用姜竹茹、黄连、黄芩、金银花、佛手、白芍、乌梅炭、当归、苏梗、炙枇杷叶。

（3）产后节楚以温通立法

产后保养不慎，感染风寒，骨节酸楚一证最难治愈。除遵古训"产后宜温"，以温补气血为治外，不可忽视温通之力，补而不通其楚难除。另外还要用引经药方能增其药力。药用生黄芪、当归、鸡血藤、老鹳草、桂枝、生杜仲、秦艽、川续断、怀牛膝、防风、防己、桃仁、桑寄生、蚕沙、三七粉（冲服）。引经药：颈部加葛根，上肢加桑枝，下肢加木瓜，腰部加狗脊。

（4）产后乳痈既补托又活络

产后乳痈近代称乳腺炎，系感染所致，故医者常投清热解毒之品，殊不知清热解毒药常常苦寒，可伤胃气，并致寒中胞宫而后患无穷。产后乳痈少投清热解毒，立法最宜补托活络，药用生黄芪、当归、鹿角霜、蒲公英、炒橘核、丹参、香附、赤芍、路路通、制大黄、青皮、王不留。乳房热，加浙贝母、连翘、金银花。

（5）产后下乳最宜

产后 3 天乳汁不行或下之甚少，速投温补之剂，并从脾肾着手，还要 3 佐：一佐和血通络，通利乳络；二是寒性反佐以防上火；三佐和胃消导以免腻滞。药用生黄芪、当归、蛇床子、菟丝子、炒白术、川芎、蒲公英、王不留行、炒橘核、路路通、生麦芽。可加穿山甲 5g 活血通经，胃口不好加焦三仙、生鸡内金，可加生杜仲、桑寄生、川续断补火益土。此方也可与鲫鱼和猪蹄同炖增加疗效。

（6）崩漏宜升提并生新

血崩和淋沥均属经量过多的病症，虽然以寒热虚实辨证论治，但其关键在于升提固脱和祛瘀生新，非此难以止矣。药用生黄芪、当归、仙鹤草、人参（另煎兑服）、鸡血藤、山楂炭、三七粉（冲服）、益母草、姜黄、升麻炭、血余炭、五味子炭。

（7）痛经应温通并解郁

痛经不论寒热虚实，总以"不通则痛"为基本病机。宫寒和肝郁常是以不通为主因，故止痛经常法要抓住温通和解郁。药用桂枝、赤芍、白芍、炮姜、川楝子、延胡索、乌药、香附、鸡血藤、柴胡、三七粉（冲服）、琥珀粉（冲服）、蚕沙（包煎）。

（8）外阴白斑熏洗外涂

外阴白斑应当根治，否则有癌变之虑。主要靠外治法，既熏洗又外涂。药用淫羊藿30g，威灵仙15g，蝉蜕15g，苦参、生薏苡仁各15g，鹤虱30g，煎水坐浴熏洗，每天1~2次，30天为1个疗程。蛤壳粉30g，黄柏60g，生石膏30g，冰片5g，共研细末，九华膏调涂患处。

（9）外阴瘙痒清利湿热

外阴瘙痒和妇人淋证总由湿热下注造成，应内服坐浴并进。

内服方：炒苍术、生薏苡仁、黄柏、土茯苓、制大黄、蛇床子、草薢、牡丹皮、车前草、白花蛇舌草。

坐浴方：苦参、野菊花、生地榆、炒苍耳子、土茯苓、蝉蜕、草薢、白鲜皮、川椒、地肤子。煎水坐浴，每次15分钟，每天2次，3天换1剂，连用30天。

（10）妇人减肥治重燥湿利尿

妇人体重超标达20%以上者，称"妇人肥胖"，胖人多湿。"消胖之道，以调为主"，不可一味攻伐，以防伤正，治重燥和渗。药用炒苍术、法半夏、生薏苡仁、泽泻、陈皮、草决明、蛇床子、丹参、桑白皮、白菊花、生山楂、车前草、冬瓜皮、沱茶。

（11）妇人雀斑，内服滋阴降火，外敷祛斑奶

面部黑斑系肾脏阴阳失调，阴虚火旺，故肾色泛于颜面，宜内服外敷并进。

内服丸药缓图：知母60g，黄柏60g，生地黄30g，龟甲30g，补骨脂30g，菟丝子30g，川续断30g，泽泻30g，生薏苡仁60g，牡丹皮30g，丹参30g，当归30g，升麻60g，葛根60g，乌蛇30g（过敏者不用），共研细末蜜丸，每次6g，每天3次。

外敷祛斑奶：大豆汁 60g，冬瓜汁 60g，绿豆粉 30g，生薏苡仁粉 30g，珍珠粉 5g，桃花蕊 30g，加牛奶，和匀，每天外涂 1～2 次。

（12）妇人低热甘温为治

药用生黄芪、太子参、当归、银柴胡、黄精、炒白术、茯苓、陈皮、升麻、白菊花、地骨皮、青蒿（后下）。

三、儿科治要

小儿科的病难治，一是因为儿科是哑科，小孩不能清晰地描述病情；二是小儿脏腑娇嫩，运化往往无力；三是许多父母爱子心切，使小儿饮食失节，食阻是小儿科最常见、最主要的病，所以消导法成了小儿科最多用、最有效的治疗方法。

1. 治重消导

由于小儿食阻比较多见，所以保和丸几乎成了通治儿科病的一个效方。保和丸的组成有 3 部分：①消食积，肉和面吃多了用山楂，谷食吃多了用神曲，麦食吃多了用莱菔子。②食积很容易生湿，所以常常用二陈汤来祛湿和胃。③食积常常化热，所以一定要用连翘清热散结。这样既消食，又化湿、清热。

如何掌握用量？我在临床上很简化，小儿在 12 岁以下就用成人量的一半，12 岁以上就是成人用量。

保和丸加减应用：①小儿感冒发热非常多见，而且风热证多，风寒证少，选加金银花、板蓝根、芦根、赤芍、白菊花。②风寒外感，选加荆芥穗、防风、苏叶、桂枝。③咽痛，感冒后扁桃体发炎，选加蝉蜕、野菊花、射干、胖大海。④咳喘，如有痰，加苏子、葶苈子、竹沥水、川贝母粉；没有痰，加北沙参、麦冬、竹叶、桑白皮。⑤小儿腹泻，山楂炒成山楂炭，再加芦根、葛根、蒲公英、车前草。⑥小儿风疹，加生地黄、赤芍、地肤子、紫草。⑦惊厥，分急惊风、慢惊风在小儿科非常多见，选加制大黄、僵蚕、人工牛黄、羚羊粉。

2. 辨便论治

大便不好是小儿科的一个常见通病，大便调不好影响小儿的消化吸收，抵抗力下降，各种病就开始滋生，所以治小儿病一定要会辨大便。①大便完谷不化，要加焦三仙、生鸡内金、大腹皮、木香、砂仁。②大便水泻、发绿，要用藿香正气散，并佐以利小便以实大便。主要的药：车前草、泽泻、桑白皮、冬瓜仁、泽兰、白花蛇舌草、炒白术、白扁豆、茯苓、陈皮，到了夏天可以用藿香。③大便泡沫、脓沫，这是风邪夹寒，用痛泻要方。主要的药：白术、白芍、干姜、木香、花椒。④大便溏泻是脾虚，用异功散。主要的药：人参、白术、茯苓、葛根，加乌梅、芡实、禹余粮、煅龙骨、煅牡蛎。⑤便带脓血是湿热，用四妙丸。主要的药：炒苍术、黄柏、生薏苡仁、川牛膝，加蒲公英、马齿苋、茵陈、泽泻。⑥黏液血便，就是平常讲的痢疾，非但有湿而且有热，是血热夹湿，主方就是葛根芩连汤。主要的药：葛根、黄芩、黄连，加牡丹皮、赤芍、生薏苡仁。另外有4个炭治痢疾效果非常好：金银花炭、地榆炭、栀子炭、山楂炭。可以用普通量的3倍自己来炒炭。

3. 退热辨证

小儿发热是常见病，退热一定要分清表里。表证分风热、风寒、暑湿，里证分停食和脾虚，这样共5个证类。①风热，选用连翘、板蓝根、野菊花、桑白皮、芦根、蝉蜕、仙鹤草、淡竹叶、射干、炙枇杷叶、葶苈子、车前草。②风寒，选用荆芥穗、防风、桔梗、杏仁、生黄芪、桂枝、莱菔子、苏子、川芎、陈皮、柴胡、茯苓。③暑湿，选用鲜薄荷、鲜藿香、杏仁、白豆蔻、生薏苡仁、茯苓、陈皮、芦根、苏叶、炒苍术、白扁豆、六一散（用荷叶包）。④停食，选用连翘、茯苓、陈皮、莱菔子、大腹皮、石菖蒲、郁金、焦三仙、生鸡内金、芦根、木香、草决明。⑤脾虚，选用党参、炒白术、茯苓、陈皮、生黄芪、银柴胡、地骨皮、升麻、生杜仲、桑寄生、焦三仙。

4. 惊厥祛痰

惊厥分急惊风和慢惊风，发生与痰迷心窍有关，所以祛痰是治疗惊厥的主要法则。方子用导痰汤，主要的药是竹沥水、枳壳、竹茹、茯苓、陈皮、法半夏、莱菔子、胆南星、全瓜蒌、葶苈子、川贝母、海蛤壳、海浮石、桔梗、射干、青礞石、制大黄。祛痰以外还有6个配伍：①伍透窍，主要用石菖蒲、郁金、川芎。②伍行气，使痰能疏泄，主要用香附、苏梗、大腹皮。③伍化瘀，痰瘀同治，用丹参、牡丹皮、地龙。④伍平肝，使肝风内息，用钩藤、天麻、生石决明。⑤伍安神，用远志、首乌藤、黄连。⑥伍分利，使痰邪可以外达，用车前草、草决明、生栀子。

治疗惊厥有个家传秘方，用干的海参肠（洗掉沙子后阴干或用烤箱烤干）、僵蚕、水蛭、荆芥炭。这4味药按2:2:1:3来配伍，共研细末，用石菖蒲15g煎水送服，每次2g。小的孩子喝不了，用蜂蜜调了送服；大的孩子可以把药放在胶囊里吃，每次2g，每日2次。这个方子非但治疗惊厥，而且对癫、痫、狂都有效用，但是狂证要注意重用生大黄，可以用200g后下，并且中病即止。

5. 儿科食疗

小儿科要强调食疗。因为小儿服药很困难，如果利用"药食同源"理论，采用药味不重的功能性食物，也是治疗儿科疾病的重要手段，不可忽视。儿科的食疗剂量不限，视接受程度而定，不要吃生的，可以磨粉，用蜂蜜调，还可以做成汤、粥，这样小儿容易接受。当然有一条，绝对不能加食用糖，会影响小儿消化吸收，可以用蜂蜜或葡萄糖，葡萄糖是单糖，不是蔗糖，容易消化吸收。食疗分6类：①健脾消导，主要用生薏苡仁、山药、茯苓、生山楂、生麦芽、白扁豆、陈皮。②补气养血，主要用枸杞子、山药、白扁豆、桑椹、大枣、龙眼肉。③增强免疫，主要用黑木耳、香菇、百合、橘核、牛奶、豆浆。④补充钙质，主要用豆制品、芹菜、海带、虾皮、各种骨头（尤其是龙骨和脊椎骨）。⑤补充硒、锌。硒和锌是小儿生长发育重要的微量元素，补充硒、锌可以用豆芽菜（黄豆芽、黑豆芽、绿豆芽）、菜花（白菜花就可以）、芡实、银耳、莲藕、香蕉。⑥解暑排毒，用冬瓜、西瓜、绿豆、大蒜、洋葱、生薏苡仁。

儿科一定要重视食疗，利用这个优势，配合治疗，能提高疗效。

四、五官科治要

五官科包括眼、鼻、口、耳、牙。根据中医理论，按照中医内科的辨证论治，这5个科都有治疗的特色和疗效的优势。

1. 眼科要滋水涵木

内眼病，包括青光眼、色盲、夜盲、飞蚊症，治疗一定要滋水涵木，因为肝开窍于目，肝肾同源，一方面补肾，一方面平肝，主药是杞菊地黄汤。涵木只用野菊花、枸杞子还不够，还要加女贞子、钩藤。临床用钩藤降血压必须后下，不用于降血压则不必后下，同煎就行。另外还要加柔肝的药，用当归和白芍；还可加引经药，引到肝经，加薄荷、草决明、川楝子。治眼科病，病在上治在下，要用引血下导的药，也就是上病下治，引血下导的药主要用牛膝、川续断。这样就成了治疗内眼病的一个效方。

2. 喉科滋肾利咽

喉科的治疗主要是滋肾利咽。经过喉部的经络包括肾经、肺经、心经、心包经、脾经、肝经、大肠经、小肠经、胃经、任脉、督脉，其中最主要的就是肾经，其次是肝经，所以治疗喉科的病也要肝肾同治。主要方子是麦味地黄汤，再加上利咽的药，用桔梗、玄参、蝉蜕、胖大海、白菊花、板蓝根。当然阴虚一定会有内热，有相火上炎，要加清降相火的知母和黄柏；另外，滋补肝肾力量还要加大，要加黄精和何首乌；清肝和柔肝，柔肝用当归和白芍。这样就成了一个治疗咽部病的好方子。

3. 耳科平肝利湿

胆经通于耳，所以耳科的疾患往往和肝胆火炎有关，治疗耳科的病一定要清肝胆之火，兼清热利湿，主要的方子是龙胆泻肝汤。龙胆草用量在 10g 以内，中病即止，还可以用黄柏、知母、生栀子、牡丹皮、连翘；肝不藏血，清泻肝火还要配合凉血化瘀，用生地黄、赤芍、茜草、丹参；降火一定要通利二便，使邪有出路，润肠主要用白菊花、当归、草决明，利尿用车前草和泽兰；还要用升降法，升清降浊，升清用柴胡、蝉蜕、薄荷；降浊用灵磁石、蒲公英、川牛膝；耳窍应以开为顺，要加开窍的石菖蒲、郁金、阿胶珠；肝胆容易有湿，一定要加利湿的药，主要用茵陈、泽泻、金钱草、白花蛇舌草，这样就组成治疗耳部疾病的效方。如梅尼埃综合征，表现为耳鸣、眩晕、呕吐，可以用这个方子治疗，方中还要加炒白术和泽泻，健脾利水。

4. 牙科养胃清火

牙科病如牙龈肿、牙齿出血，都会因肠胃火炎，所以清胃养胃是治疗牙科病的主要法则，方子就是养胃汤和白虎汤。养胃以芦根、玄参、生地黄为主；清胃火以生石膏、知母、生栀子为主；消肿可用制大黄、金银花、蒲公英、连翘、牡丹皮；止血可用仙鹤草、侧柏叶、茜草、赤芍、丹参。还可以用心和小肠为表里，用利尿清心的办法，使胃火从小便排出而奏效，主要采用导赤散，药物用清的黄连和导的竹叶，竹叶最多用 3～5g，一个清一个导，还可以选用泽兰、白茅根、桑白皮、白花蛇舌草、冬瓜仁。

5. 鼻科润肺通窍

因为肺开窍于鼻，鼻子有病和肺的关系非常密切，鼻塞、鼻痛、鼻渊、鼻炎都要用润肺通窍的方法，用清燥救肺汤和百合固金汤。清肺润肺用北沙参、麦冬、紫菀、百合、炙枇杷叶；通窍用桔梗、桑白皮、薄荷、石菖蒲；肺燥就上火，所以要加清火的药，清肺降火，用野菊花、黄芩、夏枯草；通窍要配合下行的药，清降下行利于通窍，要加牛膝和旋覆花；木火刑金，使肺经更燥，所以要佐清肝泻火的药，最主要的药就是黛蛤散 30g（包煎）。

这是治疗五官科的 5 个有效的方子，根据中医理论辨证论治。

五、皮肤科治要

皮肤科有许多难治病，如荨麻疹、牛皮癣、湿疹、老年瘙痒症、皮肤疮疡等，大家掌握了内科的辨证论治，治疗皮肤病也会有效。

1. 皮肤治重肺肠

皮肤病的第一个治疗重点要放在肺和肠。因为肺主皮毛，所以皮肤病和肺密切相关；肺又和大肠相表里，所以一定要重视肺和肠。所谓治重肺肠实际上就是清肺泻火和润肠通腑，以葶苈大枣泻肺汤和麻仁丸为主方，主要的药是葶苈子、桑白皮、黄芩、野菊花、炙枇杷叶、车前草、草决明、杏仁、桃仁。根据中医理论肺胃同治，所以清肺火的同时还要清胃火，以增加疗效，主要的药有生石膏、知母、蒲公英、制大黄；配合润肠通腑也有效，用全瓜蒌、莱菔子、大腹皮。皮肤病还常常有红肿，选用生地黄、牡丹皮、赤芍、败酱草；皮肤病常常流脓，选用苍术、生薏苡仁、黄柏、金银花炭、白花蛇舌草。

2. 虚证滋补肝肾

皮肤病还要分清虚实，舌苔厚的是实证，舌苔薄的是虚证，虚证要滋补肝肾，常用知柏地黄汤和增液汤，主药是生地黄、人参、麦冬、黄精、知母、黄柏、枸杞子、女贞子、旱莲草，但一定别忘了从阳求阴，而且要加补气的药，因为气阴相关，用生黄芪、白扁豆、仙鹤草、炒白术、山药。

3. 实证清利湿热

皮肤病的实证要清利湿热，皮肤病的湿热一般都属于上、中、下三焦，所以常以四妙丸和三仁汤为主方，主要的药有生薏苡仁、杏仁、白豆蔻、黄柏、炒苍术、川牛膝、茯苓、陈皮。还应当配合分利二便，即利尿通便，用车前草、泽兰、冬瓜仁、桑白皮、石韦、全瓜蒌、莱菔子；配合和胃，用温胆汤加石菖蒲；配合解毒，用蒲公英、白花蛇舌草、连翘炭、金银花炭、栀子炭、野菊花炭。

六、骨伤科治要

骨伤科除了手法手术治疗以外，内科的配合一定会提高疗效，有3个要点。

1. 骨伤科脾肾同治

脾主肌肉四肢，肾主骨，肾脾为先后天之本，所以疗骨愈伤一定要想到脾肾。八珍汤治脾补气血，肾气丸调肾阴阳，以这两个方为主。补气养血的主药有参类、生黄芪、炒白术、白扁豆、仙鹤草、当归、白芍、阿胶珠，用这些药一定要注意补而不滞，加醒脾和胃药；调肾阴阳主药为生地黄、黄精、山萸肉、川续断、何首乌、桑寄生、生杜仲、骨碎补、补骨脂，其中主要的药是骨碎补、补骨脂、川续断。

2. 疗伤要活血化瘀

疗伤一定要活血化瘀。活血化瘀分两类：第一类养血活血，用丹参、生地黄、当归、白芍、鸡血藤、川芎、郁金、泽兰、益母草、三七粉；第二类破血活血，用地龙、水蛭、土鳖虫、桃仁、红花、苏木、赤芍、生山楂、血竭。两类里面一定要重用三七粉，或云南白药，在破血活血药里面主药是血竭粉。疗伤必须活血化瘀，为了增加活血化瘀的效力，必须配合温通，常用桂枝和鹿角霜。

3. 增效辅以外敷

骨伤科还要外敷来提高疗效，骨伤科的外敷药有一个祖传方：苏木30g，红花10g，丹参60g，桂枝15g，赤芍15g，生黄芪30g，当归30g，川续断30g，补骨脂30g，骨碎补30g，郁金15g，云南白药3g。共研细末，和匀，用陈醋调敷，晚上敷，早上取下，扭伤、骨折都可用，以增加疗效。

七、肛肠科治要

肛肠是人体排毒的通道，细菌、病毒特别多，所以肛肠病也是以毒为患，解毒、润肠、扶正是治疗肛肠病的3个要点。

1. 肛肠病解毒为主

解毒为主，即用清热解毒法，但不要一味用解毒药伤了肠胃，最好用解毒健胃的药，如蒲公英、白花蛇舌草、生栀子、黄连、黄芩、黄柏、知母、野菊花。对于解毒又伤胃的药，如龙胆草、败酱草、地榆、槐角、苦参则要少用短服。

2. 肛肠病润便为先

肛肠病要润便，大便秘结对肛肠的威胁很大，所以润便也是治疗肛肠病的主要手段，可以用制大黄、桃仁、大腹皮、莱菔子、生栀子、全瓜蒌、草决明、白菊花配当归、肉苁蓉、何首乌，也可用麻仁丸、番泻叶。番泻叶用1～2g，泡茶，通便非常有效，副作用是泻得很厉害，千万不要多用，要中病即止，而且会成瘾，服1周就成瘾，所以要掌握量，不能久服。

3. 扶正才能祛邪

肛肠病不能只想到毒，一味追求排毒效果不好，尤其是中老年人患肛肠病，痔疮、痔漏、脱肛，那更不能一味排毒，一定要注意扶正，选1～2味扶正药，增加疗效，但是不能重用，不能多用，多用就会影响排毒。最好的药是生黄芪，又扶正又托毒，用量可以到30g，炒白术、白扁豆、仙鹤草、山药都可以用。

治疗肛肠病的要点是解毒、润肠、扶正。当然还有一个办法是内服外敷，用有效的方子煮2遍，分2次服，剩下的药渣子加薄荷和野菊花，多加水煎第3遍，待药液凉的时候坐浴，坐浴20分钟，效果会更好。

八、肿瘤科治要

肿瘤，尤其是晚期肿瘤非常难治，但绝对不是不治，肿瘤不是不治之症，是难治之症，很难治。中药治疗肿瘤有优势：第一延长生命；第二减轻痛苦，提高生活质量；第三降低放化疗的毒副作用。

治疗肿瘤，必须辨证论治。放疗、化疗的患者十之八九舌苔是腻的，这时不能一味用苦寒药、活血化瘀药，要先开胃，用温胆汤和保和丸，加苦寒健胃抗癌的药，如野菊花、白花蛇舌草、蒲公英、生栀子，能抗癌、健胃，又能化痰。同时，癌细胞人人都有，有人发病、有人不发病，关键就在于抵抗力，中医讲就是扶正。扶正有两条路，一是健脾，一是补肾。健脾有弊端，补肾好调，所以治疗癌症是苔退了以后就调肾，再加苦寒不伤胃的抗癌药。然后，意疗相当重要，患者要有信心。

1. 肿瘤首抓胃气为本

胃气为本，首先调整患者的胃口。胃口开的、舌苔不腻的，可以一步到位调肾；胃口不好的，不管舌苔腻还是舌苔薄，都要首先治胃。

调胃有两类：一类属于痰湿中阻，用温胆汤；另一属于胃阴不足，用养胃汤。温胆汤里面4味药，最主要的就是莱菔子，痰瘀同治加丹参；养胃汤里面主药是乌梅，但别忘了清热，用蒲公英。

2. 抑癌必先调肾

调肾基本方是杞菊地黄汤加减：枸杞子10g，野菊花15g，生地黄15g，黄精15g，山萸肉15g，川续断15g，生杜仲15g，桑寄生15g，补骨脂15g，蒲公英30g，白花蛇舌草30g。还要随症加减。①癌症患者疼痛很不好治，中药治疗可以用五灵脂、蚕沙、徐长卿。②癌性发热很危险，要及早控制，可以用茵陈、泽泻，吞水牛角粉和羚羊角粉，地骨皮和白薇效果也很好。③癌症患者出血，可以用花蕊石，是治咯血良药，仙鹤草可用到30g。还有两味关键的药，丹参和三七粉，既止血又活血，因为血止住后都有血肿、瘀血，不预防病情缓解不了。出血还有一个办法是补钙，可以选用含钙的中药，如生龙骨、生牡蛎、海蛤壳。④癌症患者可以服西黄丸来缓解病情。西黄丸是个古方，由4味药组成：麝香、牛黄、乳香、没药。乳香、没药一定要制，生的乳香、没药会引起反胃、恶心、胃痛。我把西黄丸给改制了，改制后由两部分组成：第一部分是贵重药，共10味，包括真麝香5～10g，真牛黄5～10g，西洋参10g，熊胆15g，冬虫夏草10g（现在有培养的冬虫夏草，也可以用，但用菌丝的冬虫夏草一定要加到30g，否则力量不够），海马30g，羚羊角粉15g，三七90g，灵芝60g，琥珀60g。第二部分是一般的药，包括制乳香、制没药各15g，生黄芪30g，炒白术30g，白扁豆30g，山药30g，茯苓15g，仙鹤草15g，蒲公英15g，野菊花15g，白花蛇舌草30g，生杜仲15g，桑寄生15g，当归15g，葛根15g，焦三仙各10g，生鸡内金60g，泽泻15g。一般的药共研细末，与上面10味贵重药的粉末混在一起合用，装在1号胶囊（就是0.3g），每天3次，每次10粒。或制成水丸，不要做成蜜丸，每天3次，每次3g。这个方子是中药最有效的抗癌方，在古方西黄丸的基础上进行加味变化。

第四章　疑难病治要

第一节　冠心病

一、冠心病中医病名

冠心病西医分5个类型，包括冠心病心绞痛、冠心病心律失常、冠心病心力衰竭、冠心病心肌梗死、冠心病心脏骤停，分别对应的中医病名为胸痹心痛、胸痹心悸、胸痹心衰、胸痹心厥、胸痹心脱。

二、冠心病中医证类

根据"单元组合证候分类法"，对冠心病确定了6个单元：3个虚证的，包括心气虚损、心血不足、心阳不振；3个实证的，包括心血瘀阻、痰浊闭塞、寒凝气滞。以主症和舌脉来区分证类单元。如患者见到气短，加上苔薄白、舌质淡、脉沉细，就可以定为心气虚损证，治宜补气，可以用参类，但要注意如果患者合并糖尿病，一定不要用党参，虽能补气，却会使血糖升高，可以用人参、西洋参、太子参，太子参也叫童参，至少用30g。如果患者面唇㿠白，苔薄白，舌质淡，脉沉细软或弱，就定为心血不足证。治疗除了用常规养血药，如四物汤、生地黄、当归、白芍，还有几味特殊药：第一，黄精，既补气又养血，用15g；第二，阿胶珠，就是阿胶和蛤粉一起炒成珠，蛤粉含钙，血虚的患者补钙能生血，利于养血，阿胶珠用15g；第三，桑椹，鲜的用60g，干的用30g。

三、冠心病从痰论治

随着生活水平的提高，饮食结构的改变，高脂肪、高糖类饮食过剩，同时生活紧张，压力增大，使冠心病心血瘀阻证类减少，痰浊闭塞证类增多，治疗要从痰论治。当然我们讲的这个痰，不是咳嗽吐痰的痰，是广义的痰，是中医的一个病因，也是病理产物。

痰浊闭塞证的主症有6个：胸满或胀痛；头重，或叫头重如裹，或叫泰山压顶；肢困，肢体乏力；口黏；纳呆；苔腻、脉缓。其中主要是苔腻，薄腻或厚腻都属于苔腻，就要从痰论治。

治疗主方：温胆汤加三参饮。用竹茹化痰清热为主药；枳壳理气，因为痰的特点是黏腻，容易堵窍，用枳壳来理气透窍；茯苓和陈皮截断生痰之源。再加三参饮：第一，人参，人参补气是推动力，补气利于祛痰，尤其祛孔窍里的痰，当然不能多用，只能加1味，或者人参，或者党参，或者太子参、西洋参，扶正祛邪。第二，丹参，必须用30g，一味丹参功同四物，加上丹参利于补气理气。第三，苦参，这是一味特殊用药，既化痰又清热，且药理研究证明苦参可以扩张冠状动脉，增加冠状动脉血流量，增加心脏搏动力，降低心肌耗氧量。但苦参苦寒伤胃，所以用量不要超过10g。

除了用上述几味药外，还必须有几个配合提高疗效：第一个配合，要尊古。张仲景在《金匮要略·胸痹心痛短气病脉证治第九》用瓜蒌薤白白酒汤，这就是从痰论治。所以，我们现在治疗冠心病从痰论治一定要加上全瓜蒌30g和薤白10g。薤白就是我们吃的野蒜，用于冠心病，既能治又能防。实验研究发现薤白的有效成分是生物碱，只能溶解在醇里，不能溶解在水里，张仲景用瓜蒌薤白白酒汤，方中加白酒，如果不加白酒，薤白治疗心脏病疗效就差一些。所以一定要让患者把薤白用25g白酒或黄酒浸泡1小时再煮。第二个配合，要透窍。因为痰浊闭塞，闭在孔窍里，冠心病痰浊堵在心窍里，所以一定要透窍，用石菖蒲、郁金，各10g。第三个配合，要消导。因为生痰之源在脾胃，截断生痰之源要配合消导的办法，主要的药一味是莱菔子15g，另一味是葶苈子10g。第四个配合，要剔络。痰瘀互根，有痰必有瘀，有瘀必有痰，所以痰瘀堵在孔窍里，用虫类药剔络，比活血化瘀力量还要大，可以用水蛭和地龙15g。

四、冠心病中医综合治疗

综合治疗是中医治病的一大优势，第一个意疗，即心理疗法；第二个体疗；第三个食疗；再加上针灸、推拿、按摩，疗效就容易提高。

治疗冠心病，意疗相当重要，一定要做好患者的思想工作。

体疗：要活动，许多冠心病患者不敢活动，这是误解，一定要活动，但要有分寸，一定要有度，最好是活动以后不觉得累，劳累就活动减量。

食疗：食疗对治疗冠心病很起作用。食物包括大蒜，尤其是野蒜，洋葱，木耳，茄子，这个茄子不是圆的，最好是长的那种，菠菜，芹菜，尤其是细芹菜，玉米，绿豆，苹果，尤其是酸苹果，对冠心病特别有辅助作用。还可以用乌龙茶或铁观音，加白菊花、生山楂，泡茶，对冠心病有好处。冠心病患者尤其要做到晚餐不能暴饮暴食。烟对冠心病患者没有任何好处。

针灸辅助治疗冠心病疗效也是确定的。取神门、间使、华佗夹脊，可以针灸、按摩或埋针，当然华佗夹脊可以敲梅花针或走火罐。

<h1 style="text-align:center">第二节　中风</h1>

一、中风的分类和病因病机

中医的中风就是指脑血管病。中风分两类：一类是真中风，由外邪与外风引起；另一类是内风，叫类中风。脑血管病主要指类中风。类中风也分两类：一类是突然昏倒，意识丧失，神志昏迷，叫中脏腑；第二类患者神志清楚，但有口眼㖞斜、语言不利、半身不遂，叫中经络。

中风的病因病机归纳起来有 3 条：第一，肝风内动；第二，心肝火盛；第三，痰热阻窍。这 3 条对临床治疗很有指导，肝风内动就要息风，心肝火盛就要泻火，痰热阻窍就需祛痰。所以，治疗脑血管病离不开息风、泻火、祛痰这 3 个原则。

二、中风分 3 期

第 1 期，急性期。急性期指发病后 2 周或 1 个月以内，中经络的在 2 周以内，中脏腑的在 1 个月以内。急性期的关键是救命。

第 2 期，恢复期。恢复期指发病后 2 周或 1 个月以上到半年以内。恢复期的主要目的是降低致残率，治疗可以发挥中医优势，针灸、锻炼加中药，越早治疗效果越好。

第 3 期，后遗症期。后遗症期几乎就致残了。主要后遗症有 3 个：第一，语言謇涩，也就是语言不利，最难恢复的就是语言；第二，口眼㖞斜，这个还容易恢复；第三，半身不遂，下肢容易恢复，上肢难，尤其是手指的功能很难恢复。另外还有 3 个后遗症：①痴呆。中医治疗痴呆主要的办法是滋水涵木，不要光活血化瘀。有几味主要的药：枸杞子10g，野菊花10g，生地黄15g，灵芝10g，丹参30g，葛根10g，生杜仲10g，桑寄生10g，怀牛膝15g，蛇床子10g，补骨脂10g。②抽搐。这个抽搐是虚风，不是实风，治疗一定要养血息风，用四物汤，选用生地黄15g，当归10g，白芍15g，川芎10g，仙鹤草10g，生黄芪15g，生杜仲10g，白蒺藜10g，钩藤15g。③癫痫。治疗可以用海参肠，去掉里面的沙子，烤干或阴干，研粉，用石菖蒲30g煎水冲服，一天6g，分2次冲服。

三、中风有 5 个变证

变证有 5 个，是危重症。①呃逆。呃逆就是膈肌痉挛，不是局部的而是中枢性的，很危险。如果呃逆止不住，膈肌停止了运动，患者就窒息了，是很危险的一个证候。治疗呃逆要争分夺秒，可以针刺内关和太冲。主要中药：伏龙肝，用到 60g；生赭石，用 30g。同时根据升降理论，加用升降的药，升的药有川芎、桔梗、蝉蜕，选 1 味，用 5g；降的药有牛膝、地龙、草决明，量要大，至少 15g，其中草决明既能降又能通便。如果患者喝不了药，可以鼻饲或灌肠。②厥逆。厥逆就是四肢发凉，如果上肢凉过腕关节，下肢凉过踝关节就很危险了。没过这两个关节，抢救的成功率比较高，过了就很难。如果中风患者鼻尖劳宫部位冰凉，就危险，如果劳宫没有冰凉感，患者就还有救。中药就用参附汤，人参 200g，附子 30g，人参、红人参或高丽参用 200g 浓煎保留灌肠，每次灌 100mL，至少保留 1 小时。然后再用上述的人参、附片加 20 多粒花椒，煮第 3 遍，煮完后泡手泡脚，先泡手再泡脚，如果患者卧在床上不能泡，就用毛巾沾药汤热敷，先敷手再敷脚，敷 15 分钟。③抽搐。变证抽搐也很危险，可以用处理后遗症的抽搐来处理变证的抽搐，就是滋水涵木，因为患者是昏迷的，所以最好用灌肠，灌到乙状结肠，吸收率提高了 8 倍，给药也方便。④应激性溃疡。患者呕血、吐血。如果呕血不止会增加死亡率，尤其是脑出血的患者，加上呕血，危险性就更高。止血可以用三七粉 6g，仙鹤草 15g，血余炭 10g，连翘炭 10g（如果没有连翘炭，可以用连翘 30g 炒就是 10g 的连翘炭），花蕊石 15g，生牡蛎 30g，煎药后灌肠。也可以用花蕊石 15g，白及 10g，血余炭 15g，磨粉，灌肠或鼻饲。⑤戴阳。这是最危险的变证，患者昏迷了好几天，突然脸色特别好，两颧红，像化妆一样，也就是我们讲的回光返照。到了戴阳证没法救了，非常危险。

四、中风病从痰论治

中风的关键是痰浊闭塞，痰不清，患者好不了，抢救成功率很低，所以中风的治疗原则一定要改成豁痰开窍。常规治疗中风，有的重在肝风，用天麻钩藤饮；有的重在气虚血瘀，以补阳还五汤为主方。但中风患者在哪一期都可以见到痰浊，三期里绝大部分中风患者舌苔腻，而且痰浊不化，肝风也很难平息，瘀血也很难化掉，所以息风、化瘀时必须要先祛痰，治疗中风一定要豁痰开窍，这是基本的前提。在豁痰开窍的基础上，再来息风、化瘀，就提高疗效了。豁痰开窍的主要方子是温胆汤。

治疗中风从痰论治，豁痰开窍主方是温胆汤，有 4 味药，即竹茹、枳壳、茯苓、陈皮，但方中有两个加减。第一个，开窍行气，因为痰浊阻在心窍脑窍里，一定要开窍行气，才能把痰浊豁出来，加石菖蒲 10g 和郁金 10g。第二个，痰浊化热十之八九，寒化十之一二，所以要配清热祛痰的药，利于痰热，加胆南星 10g，天竺黄 10g，僵蚕 15g。

第三节 糖尿病

一、糖尿病的中医传统证治

中医传统治疗糖尿病，分上消、中消、下消。上消是肺火，清肺润燥，一个火一个燥，燥就要润，火就要清，用消渴方。上消在肺，消渴方里主要的药就是黄连10g，生地黄30g，天花粉10g。治疗糖尿病中药用量必须大，用量小了没用。中消是胃火，清胃泻火，用玉女煎。主要的药有这5味：生石膏30g，知母15g，生地黄30g，麦冬10g，川牛膝15g。下焦是肾虚，要养阴补肾，用六味地黄丸。主要的药：生地黄30g，山药15g，山萸肉10g，牡丹皮10g，泽泻10g，茯苓15g。这是传统分三焦论治，上、中、下三焦，离不开阴虚和燥热，所以总的治则就是养阴清热。

二、糖尿病治则应转为益气为主

临床上许多糖尿病患者表现为气短、乏力、消瘦，并不是燥和热，而是以气虚为主，所以我治疗糖尿病的思路不用养阴清热，而是补气为主，辅助养阴。补气养阴最好的药就是参，参里最优越的就是西洋参，用3～5g，另煎兑服，一定不要用党参，因为党参能提高血糖，可用太子参30g来补气；另一个补气的药用生黄芪，用到15～30g；养阴药是生地黄，至少用30g，还可以用黄精，既补气又养阴。另外，治疗糖尿病还可以用一个古方，叫"玉锁丹"，由茯苓、生龙骨、五倍子组成，明显能降血糖、降尿糖，但里面五倍子的量用大了很涩，对胃有刺激，一般用10g以内，生龙骨30g，茯苓15g。还可以加车前草30g，清热、利水、排毒。

如果糖尿病患者有多饮、多尿、多食，三多症状很明显，可以用人参白虎汤，当然人参用西洋参，生石膏量要大，用30～60g，知母15g，把粳米改为生薏苡仁15g。

三、提高疗效的7个关键

1. 阴阳互根

这是中医很重要的一个法则。明代张景岳《景岳全书》有"善补阳者，必于阴中求阳"。肾阳不足，要补阳，必须阴中求阳，加几味滋阴的药比单纯温阳效果好。反过来，善补阴者，必于阳中求阴，再加几味温阳的药，滋阴效果明显提高，这是阴阳互根。在温阳药中加几味滋阴的药，如枸杞子、女贞子、何首乌、天冬、麦冬、玄参；在滋阴药里加几味温阳的药，如蛇床子、补骨脂、肉苁蓉、淫羊藿、菟丝子。但要注意，温补肾阳的时候，不要用温燥的药，如附子、肉桂。

2. 脏腑相关

掌握脏腑之间的相互关系、五行的生克，采用间接治疗。比如气虚补气，是直接治疗；也可以通过养心来补气，这是利用气血的关系，为间接治疗，可以用当归、何首乌、阿胶、炒酸枣仁、柏子仁。还比如肺虚患者，肺阴不足，用百合固金汤效果不好，可以想到肺和大肠相表里，通腑润肺，用全瓜蒌、草决明、莱菔子、白菊花、当归；也可以用泻肝的办法，用黛蛤散，即青黛和蛤壳，也可以用生栀子、牡丹皮、川楝子泻肝火。再如滋肾阴，可以根据肝肾同源，通过柔肝来滋肾，主要用当归和白芍、枸杞子和女贞子；还可以宁心以滋肾，用黄连、灵磁石、炒酸枣仁、首乌藤。还有培土生金，用健脾的药，如参类、白术、茯苓、山药，最典型的就是治疗肺结核空洞，用四君子汤，重用两味药，生牡蛎和海蛤壳，对肺有好处而且补钙。如果咯血，加血余炭。

3. 虚实关系

虚实夹杂，先祛邪，后补虚。祛邪时防伤正，补虚时防恋邪。比如阴虚夹痰，这个很难处理，可以先祛痰，用温胆汤，不要燥湿祛痰，要清热祛痰，痰去后，再养阴，但养阴的时候不要用太滋腻的药。

4. 天时人和

意疗相当重要，要取得患者信任。人和重要，天时更重要。夏季用温阳药就需要注意，用多了不行；而冬天，清热药用多了不行。要因时、因地制宜。如北京很寒冷，用大剂的温阳药没问题，而到了深圳天气炎热，用了温阳药会麻烦，要祛湿清热，温胆汤、保和丸、三仁汤可以用，而蛇床子、补骨脂、淫羊藿用得很少。

5. 针灸

针灸是个辅助疗法。糖尿病很容易皮肤感染，而且古人也认为糖尿病不能用针灸治疗，最有代表的就是孙思邈。但是针灸治疗糖尿病能起到很好的辅助作用，临床疗效能提高 60% ~80% 。

当然针灸必须掌握三点：第一，取穴不要太多，取穴多了，感染机会就多了。第二，要严格消毒。第三，灸不能灸出脓包，不能用化脓灸和疮疡灸。掌握这三条，针灸非常有效。治疗糖尿病取穴：关元、中脘、胃俞、丰隆、曲池。还可以配合耳针，主要取耳部的内分泌、胰腺、肾穴，找到敏感点后，埋豆或皮内针，对治疗糖尿病有辅助作用。

6. 配合降血糖的药物

根据药理研究确定能降血糖的中药，包括生地黄、山药、生薏苡仁、葛根、天花粉、知母、生黄芪、玉竹、地骨皮、玄参、赤小豆、人参、黄精、泽泻、五味子、五倍子、芡实、桑寄生、郁金、黑豆、浮萍。当然应用时要根据中医的辨证，首先严格辨证，再加上确定能降血糖的药，能提高疗效。

四、糖尿病的6个并发症

1. 冠心病

糖尿病并发冠心病用生黄芪15g，北沙参10g，麦冬10g，全瓜蒌30g，薤白10g，石菖蒲10g，郁金10g，丹参30g，赤芍10g，西洋参5g，三七粉6g。

2. 末梢神经炎

手指麻像戴手套一样，手指尖、脚趾尖特别麻，可以用枸杞子10g，生地黄30g，黄精15g，白芍10g，当归10g，桂枝10g，细辛3g，金银花10g，连翘10g，鸡血藤15g，黄柏10g，川牛膝15g。

3. 自主神经功能紊乱，包括更年期综合征

这也非常不好治，可以用生黄芪15g，太子参15g，茯苓10g，炒白术10g，车前草30g，生地黄30g，远志10g，首乌藤30g，黄芩10g，生龙骨30g，浮小麦30g。

4. 泌尿系统感染

用瞿麦10g，萹蓄10g，赤芍10g，牡丹皮10g，土茯苓15g，芦根15g，生大黄15g，柴胡10g，白花蛇舌草30g。

5. 肾动脉硬化

这是糖尿病最坏的并发症，动脉硬化控制不住就会发展成尿毒症。用知母10g，黄柏10g，肉桂3g，丹参30g，泽泻10g，海藻10g，益母草10g，王不留行10g，白花蛇舌草30g，泽兰10g，郁金10g，车前草30g。一般的肾炎、肾盂肾炎也可以用这个方子。肾炎的患者舌苔腻，绝对不要健脾补肾，就用这个方子。前边三味药叫"滋肾通关丸"，主治湿热下注。

6. 皮肤疖肿

糖尿病合并皮肤疖肿也很难治，用生黄芪15g，金银花炭10g，赤芍10g，炙枇杷叶10g，黄芩10g，制大黄10g，丹参30g，生地黄10g，浙贝母10g。

第四节 外感病

外感病要鉴别风寒和风热，有4个指标可以帮助鉴别。

第一，问寒热。恶寒重，发热轻，以寒为主，寒重热轻，就是风寒；反过来热重寒轻，高热39.5℃以上，不怕冷，仅怕风，中医称恶风或畏风，那就是风热。

第二，咳痰。辨痰的寒热不在色而在质，不管黄白，稀薄的痰是风寒，黏稠的痰是风热。

第三，汗和痛。无汗，关节和头痛就是风寒；有汗，咽喉痛就是风热。

第四，最关键就看舌脉。苔薄白，脉浮紧，是风寒；苔薄黄，脉浮数，是风热。这4条就把外感病的两个基本类型风寒、风热鉴别清楚了。

风寒的辛温解表，风热的辛凉解表。风寒过去讲用麻黄汤，现在因为麻黄有副作用，就不用麻黄汤，改成荆防败毒散；风热用桑菊饮、银翘散。这两个辨证分清楚了，两个立法搞清楚了，两个主方找到了，外感病基本脉络就辨清了。

还要注意3个问题：第一，一定要注意扶正祛邪。尤其是中老年人得了外感病久治不愈，就是因为没有注意扶正。扶正要仿古方的参苏饮，解表加参来扶助；还有小柴胡汤，里面用党参。扶正祛邪加1味扶正药，不是用参，就是用生黄芪，但只能加1味，加多了就恋邪。第二，一定要透窍。可以用川芎、桔梗、蝉蜕或杏仁，根据风寒、风热不同选用，但分量一定要轻，只能用5g，5g才能往上走透窍，量大就下降，导药下行了。第三，要给邪出路。润肠通便和淡渗利尿，润肠用莱菔子、草决明、全瓜蒌、桃仁，利尿用车前草、白花蛇舌草、茯苓、石韦、生薏苡仁。

还有一类是暑湿外感。患者舌苔腻，不管白腻、厚腻、黄腻，只要苔腻，就要考虑以湿邪为主。第一，用三仁汤分利三焦，上焦用杏仁、中焦用白豆蔻、下焦用生薏苡仁。第二，必须加清暑的药，一味是藿香，在6月、7月、8月这3个月用；另一味是六一散，滑石和甘草6:1，六一散30g用荷叶包煎。